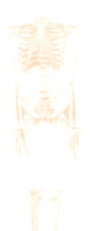

서울대학교병원 류마티스내과 송영욱 박사의 관절염 다스리기

관절염 119

송영욱 (서울대학교병원 류마티스내과) 지음

가림출판사

책 머 리 에

류마티스 질환은 관절을 포함한 전신의 장기에 이상이 오는 질환을 말한다. 류마티스란 용어는 넓은 의미로는 류마티즘을 의미하고 좁은 의미로는 류마티스 관절염을 의미한다. 이 말은 '류마(Rheuma)'라는 그리스어로 '흐름'을 뜻하는 말에서 비롯되었다. 다시 설명하면 나쁜 물질이 사람의 몸 속을 흘러다니며 염증을 일으킨다는 의미이다. 따라서 '류마티즘'이란 관절을 포함하여 근육이나 뼈에 통증이나 경직을 일으키는 질병을 총칭하는 것으로 그 안에는 류마티스 관절염, 퇴행성 관절염, 강직성 척추염, 통풍, 전신성 홍반성 루푸스, 베체트병, 골다공증, 경피증, 피부근염-다발성 근염, 쇼그렌 증후군 등을 포함하여 100가지가 넘는 종류가 포함된다. 이외에도 타카야수병을 비롯한 각종 혈관염 및 희귀질환 등이 포함된다. 우리 나라 전체 인구의 약 5%에 이르는 인구가 류마티스 질환을 가지고 있는 것으로 추정되고 있다. 이 가운데 대표적인 질환인 류마티스 관절염은 만성적으로 심한 관절의 통증과 신체의 장애를 초래하여 생활의 질을 파괴하고 사회적으로는 노동력의 손실을 초래하는 자가면역 질환이다. 류마티스 관절염 환자는 인구 100명당 1명의 환자가 있어 우리 나라의 경우 30만 명에서 50만 명에 이르는 것으로 추정되고 있다. 퇴행성 관절염은 60세 이후에는 거의 모든 사람에게서 생기는데 대부분 증상이 가볍고, 그 가운데 일부에서 증상이 심하게 나타난다.

만성 류마티스 질환은 골관절계통의 이상으로 장애가 생길 수 있으나 적절한 치료를 받으면 조절이나 완치될 수 있는 질병이다. 그러므로 의사와 환자가 적극적으로 노력하면 환자는 정상생활을 영위할 수 있다.

최근에는 류마티스 질환에 대한 연구가 급속한 발전을 이루었고, 이를 바탕으로 많은 치료제가 개발되어 관절염은 치료되지 않는 병이라든지, 관절염 약을 먹으면 속을 버린다든지 하는 말들이 맞지 않게 되었다. 또한 과학적인 연구 결과가 뒷받침되지 않은 치료법들로 오히려 건강상의 문제만 일으키는 안타까운 경우도 류마티스클리닉에서 자주 본다. 이에 류마티스 질환을 앓고 있는 환자들과 그 가족들이 쉽게 이해할 수 있는 종합적인 안내서가 필요함을 절실히 느끼고 이 책을 출간하게 되었다. 그동안 이 글을 쓰는데 도움을 준 서울대학교병원 류마티스 분과의 교실원들에게 감사의 마음을 전한다.

이 책이 류마티스 질환의 이해를 돕기 위한 길잡이로서 조금이라도 도움이 된다면 무한한 기쁨과 보람이 될 것이다.

2005년 8월

송 영 욱

CONTENTS

차례

책머리에 _ 7

| CHAPTER 01 | 관절이 아파요 |

Q 우리 몸에 있는 관절의 생김과 하는 일은 무엇인가? | 18
Q 관절통이 있으면 관절염인가? | 19
Q 류마티스 질환 혹은 류마티즘은 무엇인가? | 20
Q 염증성 관절병증과 비염증성 관절병증은 어떻게 구별하는가? | 20
Q 자가면역 질환은 무엇인가? | 21
Q 관절염은 어떻게 진단하는가? | 21
Q 관절이 아픈데 어느 과에서 진찰을 받아야 하는가? | 22
Q 류마티스내과에서 진단받은 병 이름이 낯설다? | 22

- 골관절염
- 전신성 홍반성 루푸스
- 경피증
- 통 풍
- 근 염
- 류마티스 관절염
- 섬유근통
- 척추관절염
- 베체트병
- 부착부염

CHAPTER 02　병원에서 골관절염이라고 해요

- Q 골관절염이란 어떤 병인가? | 28
- Q 골관절염은 왜 생기는가? | 29
  - ◆ 많은 나이
  - ◆ 유전
  - ◆ 외상
  - ◆ 비만
- Q 골관절염이 있으면 어떤 증상이 생기는가? | 31
- Q 골관절염인지를 알아보는 검사는 무엇이 있는가? | 33
- Q 골관절염은 약을 먹지 않고도 치료할 수 있는가? | 33
- Q 골관절염일 때 어떤 약을 먹어야 하는가? | 37
- Q 골관절염에 상어연골과 초록입 홍합을 먹으면 효과가 있는가? | 38
- Q 심장에 안 좋은 관절염 약이 있다? | 39
- Q 관절에 물이 찼다고 하는데 뽑아야 하는가? | 40
- Q 관절에 주사를 맞아도 되는가? | 41
- Q 골관절염으로 무릎이 아픈데 운동을 해도 되는가? | 42
  - ◆ 걷기 전에 준비해야 할 준비물들
  - ◆ 얼마나 걸어야 운동이 되는가?
  - ◆ 걸으면 관절에 무리한 충격이 갈 것 같은데 아닌가?
- Q 인공관절 수술을 받아야 한다면 언제 수술하는 것이 좋은가? | 47

CHAPTER 03　병원에서 류마티스 관절염이라고 해요

- Q 류마티스 관절염은 어떤 병인가? | 52
- Q 류마티스 관절염은 왜 생기는가? | 54
- Q 류마티스 관절염은 유전이 되는가? | 55
- Q 6살 난 아들이 류마티스 관절염이라는데 어린아이도 관절염에 걸리는가? | 56
- Q 혈액 검사에서 류마티스 인자가 양성으로 나왔는데 류마티스 관절염인가? | 57

- Q 류마티스 관절염인지 알고싶은데 어떤 검사를 받아야 하는가? | 58
- Q 류마티스 관절염을 앓고 있는데 폐렴도 같이 앓고 있다. 폐렴이 관절염과 관련이 있는가? | 60
- Q 류마티스 관절염 치료 약은 독하다는데 꼭 약을 먹어야 하는가? | 61
- Q 류마티스 관절염 약을 먹었더니 아프지는 않는데 관절염이 진행하는 것 같다. 어떻게 해야 하는가? | 62
- Q 류마티스 관절염 약은 언제까지 먹어야 하는가? | 63
- Q 약을 먹지 않고 운동이나 찜질을 하는 것으로 관절염이 낫는가? | 64
- Q 류마티스 관절염에 좋은 음식은 어떤 것이 있는가? | 66
- Q 류마티스 관절염을 한약이나 벌침으로 치료해도 되는가? | 67
- Q 류마티스 관절염은 수술로 고칠 수 없는가? | 68
- Q 글루코사민이나 리프리놀이 관절에 좋다는데, 류마티스 관절염 환자가 먹어도 되는가? | 68
- Q 새로 나온 류마티스 관절염 주사약이 비싸지만 효과가 뛰어나다고 하는데 사실인가? | 69

  *환자 수기 : 나는 이렇게 좋아졌다 | 71

CHAPTER 04 | 관절염을 일으키는질병 1, 통풍

- Q 혈액 검사에서 요산수치가 높으면 통풍인가? | 76
- Q 엄지발가락이 아프면 통풍인가? | 77
- Q 통풍은 신장의 상태를 나빠지게 하는가? | 78
- Q 피부에도 통풍이 나타나는가? | 79
- Q 통풍 약을 먹어도 계속 아픈데 어떻게 통풍을 치료해야 하는가? | 80
- Q 통풍은 아플 때만 약을 먹어도 되는가? | 81
- Q 통풍 환자가 피해야 하는 약물은 무엇인가? | 82
- Q 여자도 통풍에 걸리는가? | 82

Q 통풍 때문에 관절에 혹이 생겼다는데 수술해야 하는가? | 83
Q 통풍 환자가 먹지 말아야 하는 음식은 무엇인가? | 84
Q 통풍이 있는데 술을 먹어도 되는가? | 85

CHAPTER 05 | 관절염을 일으키는 질병 2, 강직성 척추염

Q 허리가 너무 아파서 검사를 받았는데 허리 MRI 검사 결과는 정상 | 88
Q 강직성 척추염으로 인한 허리 통증은 보통의 허리 통증과 어떻게 다른가? | 90
Q 강직성 척추염을 치료하지 않고 내버려두면 어떻게 되는가? | 91
Q 발목과 무릎, 손가락에 관절염이 있는데 류마티스 관절염이 아니고 강직성 척추염이라고 한다. 강직성 척추염이란 무엇인가? | 92
Q 강직성 척추염을 앓으면 앞가슴과 발뒤꿈치도 아픈가? | 92
Q 강직성 척추염을 앓을 경우 합병증이 눈에도 있는가? | 93
Q 강직성 척추염은 어떻게 진단하는가? | 93
Q 강직성 척추염을 일으키는 원인은 무엇인가? | 94
Q 강직성 척추염에서 유전자 검사는 무엇인가? | 95
Q 여성도 강직성 척추염에 걸리는가? | 95
Q 강직성 척추염은 건선관절염과 어떻게 다른가? | 96
Q 척추관절염은 강직성 척추염과 어떻게 다른가? | 97
Q 강직성 척추염은 자녀들에게도 유전되는가? | 97
Q 강직성 척추염에 걸리면 신체 장애가 생기는가? | 98
Q 강직성 척추염을 약물로 치료할 수 있는가? | 99
Q 강직성 척추염에 쓰는 새로 나온 약물로 어떤 것이 있는가? | 99
Q 강직성 척추염 환자는 어떻게 생활하는 것이 좋은가? | 100
Q 강직성 척추염은 수술로 완치될 수 없는가? | 110

*환자 수기 : 나는 이렇게 좋아졌다 | 111

CHAPTER 06 관절염을 일으키는 질병 3, 전신성 홍반성 루푸스

Q 루푸스란 어떤 병인가? | 122
Q 루푸스의 증상은 어떤 것이 있는가? | 123
Q 형제 자매가 루푸스 진단을 받았을 때 다른 가족은 무슨 검사를 해야 하는가? | 125
Q 루푸스 환자는 혈전이 잘 생긴다는데 왜 그런가? | 126
Q 루푸스 환자인데 손가락 끝에 자꾸 상처가 나서 아물지 않을 때 어떻게 하는가? | 127
Q 루푸스 환자는 임신을 하면 안 된다? | 128
Q 루푸스는 불치병이라는데 치료약이 있는가? | 129
Q 루푸스라는 진단을 받고 약을 먹었더니 몸이 심하게 붓는다 | 131
Q 루푸스로 신장에 염증이 생겼을 때 항암제 주사치료를 받아야 하는가? | 132
Q 루푸스를 치료하는 새로 나온 약은 없는가? | 134
Q 루푸스 환자인데 병원에 갈 때마다 매번 검사를 하던데, 무엇을 검사하는 것인가? | 134
  *환자 수기 : 나는 이렇게 좋아졌다 | 136

CHAPTER 07 베체트병이 무슨 병이죠

Q 베체트병은 어떤 병인가? | 140
Q 베체트병은 희귀병이다? | 141
Q 입 안이 자주 헐면 베체트병이라고 보아야 하는가? | 142
Q 성기가 헐면 베체트병인가? | 143
Q 베체트병으로 시력을 잃을 수 있다는데 모든 환자에게 해당되는 일인가? | 144
Q 베체트병에서 나타나는 관절염은 류마티스 관절염과 어떻게 다른가? | 145
Q 베체트병으로 뇌가 손상될 수 있다는데 이때 어떤 증상이 나타나는가? | 146
Q 베체트병을 진단하는 검사는 어떤 것이 있는가? | 148

- Q 베체트병 환자는 어느 진료과에서 치료 받는 것이 좋은가? | 149
- Q 베체트병을 치료하는 약으로 어떤 것이 있는가? | 149

CHAPTER 08 뼈를 부러뜨리는 골다공증

- Q 골다공증의 증상에는 어떤 것이 있는가? | 154
- Q 골다공증이 있으면 관절이 아픈가? | 155
- Q 골다공증은 어떻게 진단하는가? | 155
- Q 발이나 팔에서 측정한 골다공증 검사 결과가 허리에서 측정한 결과와 다른 이유는? | 157
- Q 골다공증을 예방하려면 어떻게 해야 하는가? | 159
- Q 칼슘 약은 누구나 먹을 수 있는가? | 161
- Q 칼슘 약은 하루에 얼마나 먹어야 하는가? | 162
- Q 골다공증 진단을 받고 칼슘만 섭취하고 있는 사람이 또 다른 치료약을 먹어야 하는가? | 162
- Q 골다공증 약을 먹으면 유방암에 걸리는가? | 164
- Q 골다공증이 좋아지고 있는지를 알 수 있는 방법은 어떤 것이 있는가? | 165

CHAPTER 09 류마티스 질환, 앞으로 어떻게 될까?

- Q 류마티스 질환의 미래는 어떻게 되는가? | 168
- Q 미래에 류마티스 질환의 진단은 어떻게 하게 될까? | 169
- Q 앞으로 류마티스 질환의 치료는 어떻게 진행되는가? | 172

| 부 록 | **관절염, 류마티스 질환에 관한 궁금증** |

1. 관절염 이외에 류마티스 질환에서 나타나는 흔한 증상들에는 어떤 것이 있는가? | 178

- 구강 궤양
- 피부발진
- 포도막염
- 안구건조증
- 레이노 현상
- 광과민증
- 신장결석
- 근력 약화

2. 류마티스 질환인지를 진단하기 위하여 사용되는 혈액 검사들에는 어떤 것이 있는가? | 186

- 전혈구계산
- 항핵항체
- 보체
- C 반응 단백
- 항 Sm 항체
- 항인지질항체
- 항호중구세포질항체
- 류마티스 인자
- 인간백혈구항원-B27(HLA-B27) 유전자
- 적혈구 침강 속도
- 항 DNA 항체
- 항 Ro 항체와 항 La 항체
- 항 Scl-70 항체

3. 관절염 환자가 하면 좋은 운동, 그리고 운동원칙 | 195

- 걷기 운동
- 자전거 타기
- 수영
- 신체 부위별 운동

4. 대표적인 류마티스 질환의 진단기준 | 212

CHAPTER | 01

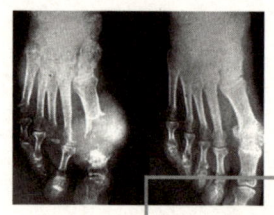

A   R

- 우리 몸에 있는 관절의 생김과 하는 일은 무엇인가?
- 관절통이 있으면 관절염인가?
- 류마티스 질환 혹은 류마티즘은 무엇인가?
- 염증성 관절병증과 비염증성 관절병증은 어떻게 구별하는가?
- 자가면역 질환은 무엇인가?
- 관절염은 어떻게 진단하는가?
- 관절이 아픈데 어느 과에서 진찰을 받아야 하는가?
- 류마티스내과에서 진단받은 병 이름이 낯설다?

CHAPTER 01

관절이 아파요

관절이 아파요

01

> Q) 우리 몸에 있는 관절의 생김과 하는 일은 무엇인가?

관절은 우리 몸에서 2개의 뼈가 서로 만나는 부위에 존재하고, 뼈 사이가 부드럽게 운동을 할 수 있게 하며, 걷거나 반복적인 운동에서 발생하는 충격을 흡수하는 작용을 한다. 이러한 관절은 연골, 관절낭, 활막, 관절윤활액, 인대, 힘줄과 근육으로 이루어진다.

① 연골 : 뼈의 끝부분에 있는 딱딱하지만 약간 미끄러운 구조물이다. 퇴행성 관절염이 생기면 연골이 닳아서 없어지게 된다.

② 관절낭 : 뼈와 다른 관절 부위를 안정하게 유지해주는 일종의 주머니이다.

③ 활막 : 관절낭 안쪽을 둘러싸고 있는 얇은 막이다.

④ 관절윤활액 : 관절 운동을 부드럽게 하고 관절을 건강하게 유지해주는 윤활유이다.

⑤ 인대, 힘줄, 근육 : 뼈가 안정되게 유지시켜 주고 관절이 굽혀지거나 회전할 수 있도록 해준다. 인대는 줄과 같은 조직으로 뼈와 뼈를 연결해주고,

힘줄은 근육이 뼈에 붙을 수 있도록 해주는 줄과 같은 조직이다. 근육은 신경에 의해 자극을 받게 되면 수축을 해서 관절이 운동하게 된다. 근육이나 인대와 뼈 사이에는 마찰을 적게 해주는 윤활낭이 있다.

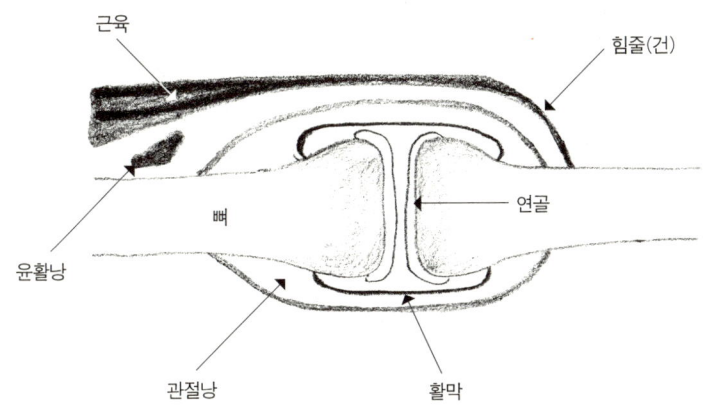

Q) 관절통이 있으면 관절염인가?

관절통이 있으면 일단은 관절염을 의심해보아야 한다. 그러나 의사들이 말하는 관절염은 관절이 붓거나 열감을 동반하는 경우만을 뜻한다. 일시적으로 나타나는 관절통은 휴식을 취하거나 물리치료 등을 받으면 증상이 좋아지지만 관절염은 정확한 진단을 받아야만 하므로 관절통이 있으면 먼저 의사와 상의하는 것이 좋다.

Q) 류마티스 질환 혹은 류마티즘은 무엇인가?

류마티스란 말의 어원을 살펴보면 기원전 3세기경 히포크라테스가 사용한 'catarrhos'라는 단어에서 유래한다. 이 단어는 병을 일으키는 '흐르는 물질'이라는 뜻이다. 고대 사람들은 병을 일으키는 물질이 관절로 흘러 들어 관절이 붓고 아픈 것으로 생각하였다. 이처럼 류마티즘은 관절, 근육, 인대, 힘줄에 통증을 일으키는 모든 질환을 의미한다. 류마티스 질환은 그 종류가 100여 가지가 넘으며 일부 류마티스 질환은 관절과 근골격계 외에 내부 장기에 침범하게 된다.

Q) 염증성 관절병증과 비염증성 관절병증은 어떻게 구별하는가?

염증성 관절병증과 비염증성 관절병증의 가장 큰 차이점은 객관적인 염증의 증거가 있느냐 없느냐 이다. 객관적인 관절염증의 증거는 관절의 종창, 열감, 붉음 등이다.

염증성 관절병증의 대표적인 질환은 류마티스 관절염이고, 비염증성 관절병증의 대표적인 질환은 골관절염(퇴행성 관절염)이다.

Q) 자가면역 질환은 무엇인가?

　우리 몸에는 면역체계가 있어서 세균이나 바이러스와 같은 외부의 해로운 물질로부터 우리 몸을 보호하고 있다. 이러한 면역체계에 이상이 생겨 외부의 해로운 물질이 아닌 자기 자신의 신체 조직을 공격하여 해를 입히는 질환을 자가면역 질환이라고 한다. 류마티스 질환의 대부분은 이러한 자가면역 질환에 속하게 된다.

Q) 관절염은 어떻게 진단하는가?

　관절염을 정확하게 진단하는 것은 쉬운 일이 아니다. 서로 다른 질환이 관절통이나 비슷한 증상을 유발하기 때문이다. 따라서 류마티스내과 전문의의 진찰이 필요하다. 류마티스내과 전문의는 환자의 자세한 병력과 진찰소견 그리고 적절한 검사 예를 들면, 혈액 검사와 X-선 검사 등을 종합하여 관절염의 원인을 진단하게 된다.

Q〉 관절이 아픈데 어느 과에서 진찰을 받아야 하는가?

관절통을 치료하는 전문의는 많은데 류마티스내과의사, 정형외과의사, 재활의학과의사 등이 주로 관절통을 치료한다. 대부분의 종합병원에서는 이러한 여러 과의 전문의들이 함께 상의하여 수술이 필요한 경우 환자에게 수술을 권하고 약물치료를 해야 할 경우 류마티스내과에서 약물을 투여하며 물리치료가 필요한 경우 재활의학과에서 물리치료를 시행하고 있다.

Q〉 류마티스내과에서 진단받은 병 이름이 낯설다?

류마티스 질환은 그 종류가 100여 가지가 넘지만 골관절염을 제외하면 대부분의 질환은 드물게 발생하는 질환이다. 류마티스내과에서 진단하는 대표적인 병으로는 류마티스 관절염, 골관절염, 전신성 홍반성 루푸스, 섬유근통, 피부경화증, 척추관절염, 통풍, 베체트병, 근염 등이 있다.

◎◎ 골관절염

가장 흔한 관절염으로 50대 이상의 노인에게서 흔하게 발생한다. 골관절염에 걸리면 연골이 닳아서 없어지며, 환자들은 관절통증과 뻣뻣함을 주로 호소한다. 주로 체중이 전달되는 관절인 고관절과 무릎관절에 흔하게 발생하는 것이 골관절염이다.

류마티스 관절염

염증성 관절염의 대표적인 질환으로서 대칭적인 관절의 종창과 뻣뻣함을 일으키며 주로 작은 관절인 손과 발의 관절에 생긴다. 적절한 치료를 받지 않는 경우 관절 파괴에 이은 관절변형으로 심각한 장애를 일으키게 된다.

전신성 홍반성 루푸스

자가면역 질환의 대표적인 질환으로서 주로 젊은 여자에게서 생긴다. 전신의 장기에서 생기기 때문에 다양한 임상증상이 나타날 수 있다.

섬유근통

만성 질환으로 비특이적인 근육통과 관절통을 일으킨다. 목, 어깨, 엉덩이 등에 국소적인 압통점을 보이며, 관절통을 동반하기도 한다. 주로 중년의 여성에게서 많이 나타나며 전신피로감과 수면장애 등이 같이 나타난다.

경피증

진단명처럼 피부가 딱딱하게 굳어지는 병이다. 이 병은 피부뿐만 아니라 내부 장기인 폐와 신장 등에도 나타날 수 있다. 경피증은 콜라겐이라고 하는 결합조직이 과도하게 생성되어 피부나 내부 장기에 쌓일 때 나타난다.

척추관절염

대부분 척추관절에 염증이 생기지만 엉덩이, 무릎, 발목, 어깨 등에도 관절염을 일으킨다. 이러한 진단명에 속하는 대표적인 류마티스 질환은 강직성 척추염으로 주로 사춘기나 청년기에 발생하며 천장관절, 척추관절의 염증과 함께 진행되면 척추가 굳어질 수 있는 병이다.

통풍

요산이라고 하는 물질이 관절에 쌓여서 생기는 질환으로 주로 중년의 남성에게서 나타난다. 첫 번째 발가락 부위에 심한 통증과 종창을 일으킨다.

베체트병

반복적으로 구강궤양과 성기궤양이 나타나는 것이 특징이며, 눈과 피부에 다양한 증상을 나타내기도 한다. 지중해 연안, 중동지방, 우리 나라를 포함한 극동지방에서 많이 발생하는 것으로 알려져 있다.

근염

근육에 염증을 일으켜 근력 약화를 가져온다. 환자들은 근육통보다는 의자에서 일어날 수 없거나 손을 머리 위로 들 수 없는 등 근력 약화를 보이는 것이 특징이다.

부착부염

인대나 힘줄이 뼈에 붙는 부위에 생기는 염증을 가리킨다. 부착부염은 과도한 사용, 손상, 류마티스 질환 등이 원인이 되어 생길 수 있다. 부착부염은 그 주위의 통증과 관절 운동의 장애를 일으킨다.

C H A P T E R | 0 2

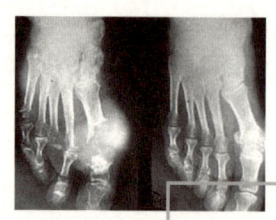

A   R

- 골관절염이란 어떤 병인가?
- 골관절염은 왜 생기는가?
- 골관절염이 있으면 어떤 증상이 생기는가?
- 골관절염인지를 알아보는 검사는 무엇이 있는가?
- 골관절염은 약을 먹지 않고도 치료할 수 있는가?
- 골관절염일 때 어떤 약을 먹어야 하는가?
- 골관절염에 상어연골과 초록입 홍합을 먹으면 효과가 있는가?
- 심장에 안 좋은 관절염 약이 있다?
- 관절에 물이 찼다고 하는데 뽑아야 하는가?
- 관절에 주사를 맞아도 되는가?
- 골관절염으로 무릎이 아픈데 운동을 해도 되는가?
- 인공관절 수술을 받아야 한다면 언제 수술하는 것이 좋은가?

CHAPTER 02

H R I T I S

병원에서
골관절염이라고 해요

CHAPTER 02

Q) 골관절염이란 어떤 병인가?

골관절염은 관절을 형성하는 연골(물렁뼈)이 손상되고 닳아 없어지면서 생기는 관절염으로, 연골이 없어지게 되면 관절통이 생기고 관절이 변형되게 된다. 골관절염은 관절염 중에서 가장 흔한 것으로 류마티스클리닉에 오는 다른 질환의 환자수를 모두 합해도 골관절염 환자의 수에 미치지 못한다. 이것은 골관절염이 고령의 나이와 밀접한 연관을 보이는 질환으로 65세가 넘으면 과반수의 사람에게서 발견이 된다는 점에서 고령화 사회로 가는 현재 심각한 문제가 되고 있다.

하지만 그동안 골관절염 환자들은 병원에 가면 "이 병은 늙으면 생기는 것"이라는 말과 함께 마땅한 치료약이 없다는 이유로 홀대를 받아 온 것도 사실이다. 그러나 이제 60세도 노령으로 생각되지 않는 고령화사회에서 노인들에게 심각한 활동 제한을 가져오게 하는 골관절염에 대해서 외국에서는 이미 많은 관심을 가지고 있고 활발한 연구가 진행되고 있다.

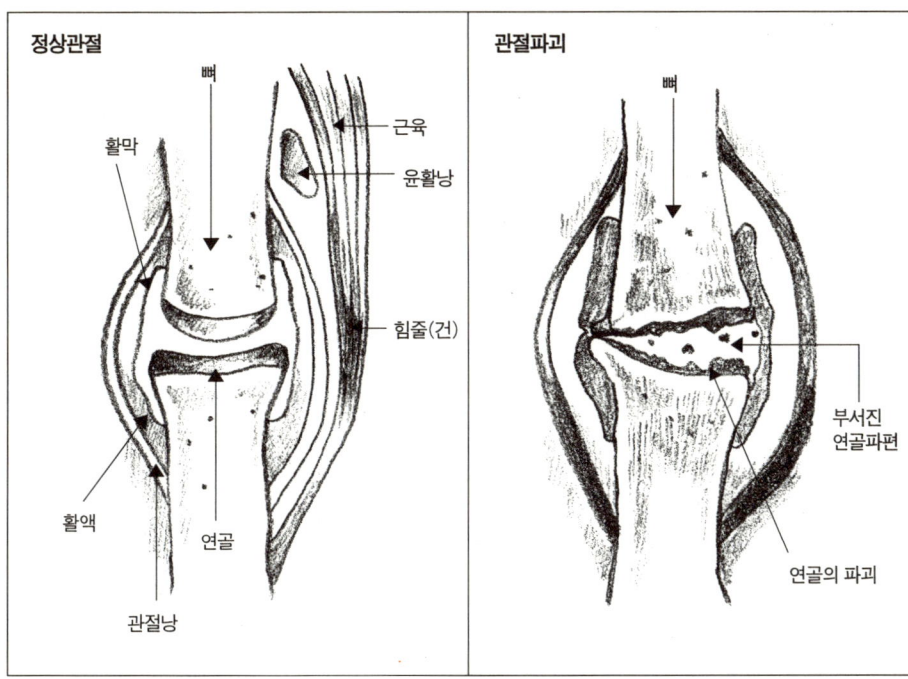

정상관절과 골관절염 관절의 모식도

> Q) 골관절염은 왜 생기는가?

골관절염은 그동안 병 자체가 푸대접을 받아 왔던 만큼 그 원인에 대해서는 다른 관절염들에 비하면 밝혀진 결과가 극히 미미하다. 다만 외국의 역학 조사에서 다음과 같은 사실들이 밝혀지고 있다.

많은 나이

가장 눈에 띄는 것은 나이가 많아지면 환자가 급격히 증가한다는 것이다. 일반적으로 50세를 기점으로 증가하기 시작해서 60세가 넘으면 반 정도에서 보인다고 알려져 있다. 이런 이유로 많은 의사들은 "나이가 들어 관절 물렁뼈가 닳아서 생기는 병"이라는 말로 골관절염을 설명하기도 한다. 그러나 분명한 것은 아무리 나이가 많아도 퇴행성 변화가 거의 없는 사람들도 분명히 있다는 점이다.

유전

골관절염의 가장 흔한 소견 중의 하나가 손가락 끝마디가 튀어나오고 굽어지는 증상이다. 이것을 전문 의학 용어로는 '헤버덴 결절'이라고 부른다. 재미있는 것은 헤버덴 결절을 가진 환자의 여자 형제나 어머니를 보면 역시 손가락이 튀어나와 있는 경우가 많다는 것이다. 이것은 골관절염이 단순히 나이가 많아서 생기는 병이 아닌 유전적 소인을 다분히 가지고 있는 질환이라는 것을 시사하는 소견이다.

외상

50세 이전에는 드문 질환이지만 예외가 있는데 관절에 외상을 입었던 경우이다. 이 경우에는 더 젊은 나이에 심한 골관절염이 올 수 있다. 일례로 시합 도중 무릎 인대가 끊어지는 부상을 입은 축구 선수의 경우를 들 수 있다. 적절히 치료를 받고 충분한 기간 동안 휴식을 취하지 않으면 이런 경우에는 바로 관절 연골이 손상되게 된다. 이것은 골관절염의 발생이 인대나 근육 등 관절 주변 조직의 정상적인 움직임과 조화와 밀접한 관계를 갖는다는 증거이다.

○○ 비만

비만인 사람은 정상 체중인 사람보다 골관절염에 잘 걸리고 병의 진행 속도도 빠르다는 것은 잘 알려진 사실이다. 특히 골관절염이 생기기 훨씬 전인 20대나 30대 때 비만이었던 사람들이 나이가 들었을 때 골관절염의 발생이 높다는 보고는 비만으로 인해 관절이 받는 부담이 늘어날 경우 골관절염의 발생과 연관이 있다는 것을 잘 보여주고 있다. 뿐만 아니라 체중을 줄이는 경우 골관절염이 발생할 위험이 낮아진다는 사실은 사람과 동물 실험에서 모두 입증되었다. 예를 들면, 체중을 5kg 정도만 감량해도 골관절염이 생길 비율은 반으로 줄어든다고 한다.

Q) 골관절염이 있으면 어떤 증상이 생기는가?

가장 흔히 호소하는 2대 증상은 무릎 통증과 손가락이 튀어나오는 것이다.

무릎은 처음에는 계단을 오르내릴 때 한쪽만 시큰거리고 아프다가 병이 진행되면 평지를 걸을 때도 통증을 느끼게 되고 한쪽 무릎이 아파서 반대 쪽에 몸무게를 싣게 되는 경우 바로 반대 쪽에도 증상이 나타나게 된다. 또 병이 더 진행되면 걷지 않고 가만히 있을 때에도 무릎이 아프고 무릎 안쪽의 연골이 닳아 관절이 좁아지면서 다리가 안쪽으로 휘어진다.

손가락은 주로 맨 끝마디에 변형이 나타나게 되는데, 염증성 변화가 심한 경우에는 마디가 붉어지면서 열이 날 수도 있고 움직일 때 심한 통증이 느껴지기도 한다. 변형은 주로 관절이 양쪽에서 뿔처럼 튀어나오는 형태로 나타나는데, 만져보면 매우 딱딱해서 뼈가 자라난 것이라는 것을 알 수 있다. 대개는 몇 년에 걸쳐 서서히 튀어나오다가 그 진행이 멈추게 되는데 드물게는 손가락이 옆으로 틀어지는 변형으로까지 진행될 수 있다.

이외에도 허리뼈에 골관절염이 오는 경우 디스크 증상이 합병증으로 나타날 수 있고 사타구니의 고관절에 골관절염이 생기는 경우도 있다.

골관절염의 통증은 류마티스 관절염과는 달리 주로 몸을 많이 움직이고 난 오후나 저녁 시간에 심해지는 경우가 많다. 하지만 아침에 관절이 뻣뻣해지는 '조조 경직'이 같이 나타나는 경우도 있다. 골관절염의 조조 경직은 류마티스 관절염 때와는 달리 관절을 몇 차례 움직여 주면 바로 풀어지는 것이 보통이다. 또 앉아서 오랜 시간 텔레비전을 본다든지 좁은 곳에서 오랫동안 부동 자세로 있다가 몸을 움직이려 할 때 몸이 굳어버리는 현상도 흔히 나타난다.

골관절염이 진행하여 관절 연골이 모두 닳게 되면 관절 안에서 뼈와 뼈가 직접 맞닿게 된다. 이런 경우 충격 흡수가 안 되고 쿠션이 없어지기 때문에 바로 뼈가 손상될 수 있다. 이렇게 극단적으로 연골 파괴가 진행되는 경우가 아니더라도 관절이 아파서 움직이지 않고 가만히 있게 되면 관절 주변의 근육이 급속도로 쪼그라들게 된다. 그러면 근력이 떨어지고 점점 더 움직이지 못하게 된다. 그래서 모처럼 몸을 움직여 보려고 해도 근육 기능이 떨어져 있기 때문에 몹시 힘이 들고 균형을 잡기도 어려워진다.

Q) 골관절염인지를 알아보는 검사는 무엇이 있는가?

다른 종류의 관절염과 마찬가지로 류마티스 전문의는 별도의 검사가 없어도 환자의 병력과 진찰만으로 골관절염의 진단을 내린다.

의사는 환자의 병력에서 어느 관절이 얼마나 아픈지에 대한 정보를 얻게 되고 환자를 진찰해보고 문제가 되는 관절에 염증 소견이 있는지, 변형이 와 있는지, 관절이 파괴되거나 인근 연조직의 염증 소견이 있는지를 파악하게 된다.

골관절염 중 염증 소견이 비교적 심한 경우에는 류마티스 관절염과 완전히 감별이 어려운 경우도 있다. 이런 경우 혈액 검사를 확인하여 염증 소견이 어느 정도인지, 류마티스 인자가 나오지는 않는지를 보고 감별 진단을 내리게 된다. 또 관절의 X-선 사진을 찍는 경우 손으로 만져보는 것만으로는 알 수 없었던 관절의 파괴 정도와 다른 질환이 같이 있는지 여부 등을 확인할 수 있다.

Q) 골관절염은 약을 먹지 않고도 치료할 수 있는가?

"골관절염은 치료방법이 없다."는 말은 반은 진실이고 반은 거짓이다. 골관절염이라는 병 자체가 노화나 유전적 인자와 관련된 원인이 중요하다는 점은 이 병에 한 번 걸리면 회춘하거나 유전자를 개조하지 않는 한 돌이킬 수 없는 병이 된다는 것을 알려준다. 반면 골관절염 환자들이 모두 중증 장애인이 되거나 생명이 단축되는 불치병 환자가 되는 것도 아니다.

모든 만성 질병이 그러하듯 골관절염도 적절한 방법으로 관리를 하고 환자 개인에게 맞는 약물로 치료하고 또 어떤 약도 듣지 않을 정도로 증상이 심해졌을 때는 인공관절 수술을 받으면 병이 생기기 전처럼 별 불편없이 지내는 경우가 많기 때문이다.

골관절염 환자의 치료 목표는 크게 세 가지로 나눌 수 있다.

첫째는 통증을 최소화한다.

둘째는 환자가 일상생활을 하는데 있어 장애를 최소화한다.

셋째는 환자에게 부담이 적으면서 효과가 좋은 약물을 환자 개개인에게 맞추어 찾아 적절히 이용한다.

골관절염의 치료에서 현실적으로 인정해야 하는 사실이 하나 있는데 그것은 아직까지 어떤 종류의 먹는 약, 주사약, 혹은 바르는 약도 한번 닳아진 연골을 재생할 수 있는 방법은 없다는 것이다. 그렇기 때문에 일단 골관절염으로 진단받은 시점에서 치료의 목표는 현재 남아 있는 연골과 관절 기능을 되도록 오래오래 현재대로 보존하는 것이다. 물론 병이 깊어질대로 깊어져서 의사에게 보일 시점에 관절의 연골이 거의 남아 있지 않는 경우는 어쩔 수 없다.

많은 만성 질환이 그렇듯 골관절염의 치료도 약보다는 일상생활의 건강 수칙을 지키는 것이 더 중요할 때가 많다. 그 대표적인 예가 체중 조절이다. 체중이 단 5kg만 빠져도 골관절염의 진행이 현저히 느려진다는 보고도 있다. 하지만 말처럼 쉽지 않은 것이 나이가 든 사람이 체중을 줄이는 일이다.

그러므로 우선 너무 무리한 목표를 세우지 말고 1달에 1kg씩만 감량한다는 목표를 세워 보자. 구체적으로 1달에 1kg을 감량하려면 하루 200kcal씩 덜 먹고(밥 1/2공기 정도) 하루 100kcal만큼(하루 15분 정도 빠른 걸음으로 걷는다) 더 운동해 준다고 생각하면 된다.

여기서 운동이 매우 중요하다. 왜냐하면 많은 연구 결과들이 하지 근력이 강화된 환자에서는 골관절염의 진행이 느려지고 통증도 훨씬 덜해진다는 것을 밝히고 있기 때문이다. 하지 근력의 강화에는 자전거 타기, 평지 걷기, 수영 등의 운동이 이상적이다.

다음은 미국의 인디애나 대학 재활의학과에서 제시한 무릎관절과 고관절 보호를 위한 일상생활 속에 수칙이다.

- 뛰거나 등산하는 것을 피하고 수영 등의 운동방법을 선택한다.
- 계단은 되도록 오르지 않는다.
- 일할 때 서서 하지 말고 되도록 앉아서 한다.
- 푹신한 낮은 소파에 앉지 말고 되도록 딱딱한 높은 의자에 앉아 일한다.
- 무릎을 꿇거나 쪼그려 앉지 않는다.
- 의자에서 일어설 때에는 먼저 엉덩이를 의자 끝부분으로 옮긴 후 의자 팔걸이에 두 손을 지탱하면서 일어선다.

다음은 같은 대학(인디애나 대학 재활의학과)에서 제시한 손관절을 보호하기 위한 수칙들이다.

- 가능한 한 가위, 깡통 따개, 칼, 믹서기 등을 사용할 때 자동으로 되는 것을 사용한다.
- 유리나 무거운 금속으로 만들어진 그릇보다는 플라스틱이나 알루미늄으로 만들어진 가벼운 식기를 사용한다.
- 모든 도구는 손잡이 부분이 되도록 크게 잡을 수 있는 것을 선택한다. 칫솔이나 펜, 식기, 식칼 등의 손잡이 부분에는 얇은 스티로폼을 덧감아 쥐는 부분이 굵게 되도록 한다.
- 지퍼를 여닫을 때 지퍼 손잡이에 갈고리를 끼워 여닫으면 편리하고 손가락이 받는 부담이 적어진다.
- 의복은 단추 대신 벨크로(일종의 접착천)로 여닫는 것을 선택한다.
- 비틀어 여는 수도 꼭지 대신 지렛대 모양의 수도 꼭지를 선택한다.
- 물건을 옮길 때 되도록 들지 말고 굴려서 옮기도록 하고 필요한 경우에는 바퀴가 달린 밀차를 이용한다.
- 무거운 물건을 한 손으로 들지 않는다. 양손의 손바닥으로 함께 드는 습관을 갖는다.

다음은 허리에 주는 부담을 줄이는 일상생활의 수칙이다.
- 되도록 무거운 물건을 들지 않는다.
- 물건을 들 때 구부정한 자세로 들지 않고 허리를 반듯이 편다. 이때 무릎은 굽혀 준다.
- 물건을 허리 위까지 들어올리지 않는다.
- 항상 작업대에 가까이 서거나 앉은 자세에서 일한다.

- 장시간 서 있지 않도록 한다.
- 물체를 당기는 동작을 피한다.
- 책상이나 작업대 위에 장시간 몸을 뻗어 일하지 않도록 한다.
- 운전을 할 때에는 운전석을 조절하여 무릎이 펴지지 않고 등이 굽혀지지 않는 자세가 되도록 핸들 사이의 거리를 맞춘다.

Q) 골관절염일 때 어떤 약을 먹어야 하는가?

앞서 말한 바와 같이 연골을 정상 상태로 되돌릴 수 있는 약은 아직 없다. 따라서 골관절염에 쓰는 약들의 주요 효능은 얼마나 관절통을 잘 낫게 하느냐 하는 것으로 평가하게 된다. 일반적으로 쓰이는 약물은 타이레놀 계통의 진통 효과만 있는 약과 비스테로이드성 항염제(일반인에게는 소염진통제라고 알려져 있음)라고 하는 염증을 억제하고 진통 작용을 모두 갖는 약의 두 종류로 나누어진다. 비스테로이드성 항염제는 골관절염뿐만 아니라 다른 종류의 관절염에서도 두루 쓰이는 류마티스 질환의 치료에는 아주 중요한 약물 군이다. 그 종류가 매우 다양하지만 환자 개개인에 따른 효과와 부작용이 모두 다르기 때문에 전문의와 상의하여 적절하게 선택한다.

일반적으로 타이레놀 계통의 약물이 비스테로이드성 항염제보다는 부작용이 적은 것으로 보이지만 어떤 환자에게는 타이레놀보다는 비스테로이드성 항염제의 효능이 월등하게 낫기 때문에 약제의 선택은 개개인의 환자의 특성에 따라 맞추어 나가야 한다.

　최근 각광을 받고 있는 글루코사민은 장기간 복용할 경우 골관절염 환자의 연골을 보호한다는 데이터가 있지만 좀더 많은 데이터가 있어야 확실한 효과가 있다고 말할 수 있을 것 같다.

Q) 골관절염에 상어연골과 초록입 홍합을 먹으면 효과가 있는가?

　상어와 젖소의 연골 성분인 콘드로이틴은 관절염의 통증을 덜어주는 효과가 있다. 그러나 관절염의 진행을 늦추거나 연골을 재생시킨다는 연구 결과는 아직 없다.

　다만 이러한 것들이 가진 장점은 기존의 소염진통제보다 복통·설사·변비 등 부작용이 적고 약효의 지속기간이 더 길다는 것이다. 미국에서는 콘드로이틴의 약값이 글루코사민보다 보통 10배 이상 비싸지만 국내에서는 1달치 보험가가 1만 원 가량(환자는 이 중 일부만 부담)으로 저렴한 편이다.

　초록입 홍합은, 뉴질랜드 해안에 사는 마오리족에게 관절염이 거의 없는 이유가 초록입 홍합을 즐겨 먹기 때문이라는 사실에 착안, 호주 정부에서 지원을 받아 개발된 약제로 특히 '오메가3 불포화지방산'이 효능을 보이는 성분으로 인정되고 있다. 오메가3 불포화지방산은 몸의 신진대사 과정에 영향을 주는 지방산으로 특히 염증이 일어날 때 생성되는 염증 매개 물질인 류코트리엔의 생성을 억제하는 것으로 알려져 있다. 염증이 중요 증상인 류마티스 관절염에서는 효능에 대한 많은 보고들이 있지만 골관절염의 효과에 대해서는 보고가 별로 많지 않다.

우리 나라에서 2003년도에 60명의 무릎 골관절염 환자를 대상으로 시행한 연구에서 4주와 8주 후에 각각 53%, 80%에서 현저한 증상의 호전을 가져왔다는 보고가 있다.

가장 문제가 되는 것은 가격이다. 보험이 적용되지 않기 때문에 1달 약값이 10만 원 이상으로 장기간의 복용에는 문제가 있다. 따라서 기존의 염증치료제를 부작용 때문에 쓸 수 없는 경우에 한하여 처방하는 경우가 많다.

Q) 심장에 안 좋은 관절염 약이 있다?

문제가 된 약제는 새로 개발된 비스테로이드성 항염제인 바이옥스이다. 바이옥스는 새로운 기전으로 염증을 조절하는 소위 COX-2 선택적 비스테로이드성 항염제로 여기에 속하는 다른 약물로 쎌레브렉스, 벡스트라 등이 있다. 이들 COX-2 선택적 비스테로이드성 항염제는 기존의 항염제에 비해 위장관 부작용이 현저히 적어 장기간 약물을 복용해야 하는 관절염 환자에게 새로운 안전한 약물로서의 지평을 연 약제들이다. 그러나 바이옥스의 임상 실험 중 18개월 이상의 장기간 투여시 기존의 항염제에 비해 심혈관계 질환(엄밀히 말하면 심근경색)의 위험도가 2배 높아졌다는 결과가 나오면서 2004년 10월 1일 전 세계적으로 약물 리콜이 시행되고 엄청난 파장을 불러일으킨 바 있다.

많은 환자들이 병원에 와서 항의하는 사태가 벌어졌고 몇 달 후 같은 계열의 약물인 쎌레브렉스도 안전하지 못할 수 있다는 미국 식약청의 보고가 나오면서 파장은 더 커졌다. 임상 실험 결과만 놓고 보면 분명히 심장 발작을 일으킬 위험이 증가하는 것은 사실이다. 그러나 이것은 이 약제를 복용하는 사람 모두 혹은 다수가 심장 발작을 일으킨다는 것과는 전혀 다른 이야기이다.

좀더 구체적인 수치를 인용하면 바이옥스를 먹지 않는 환자에서 심장 발작을 일으킨 환자의 수가 1000명 중 3.5명인데 비해 바이옥스를 먹은 환자가 심장 발작을 일으킨 비율이 1000명 중 7명으로 증가했다는 것이다. 분명히 2배의 증가이지만 절대 수치만을 놓고 본다면 1000명 중 3.5명의 증가에 지나지 않는 것을 알 수 있다. 반면 통상의 소염진통제를 복용할 때 심각한 위장관 부작용(위궤양, 천공, 출혈)이 일어나는 비율은 3~4%, 즉 100명 중 3~4명 꼴에서 나타나 심혈관계 부작용과 비교했을 때 10배 정도 높게 관찰된다. 따라서 심혈관계 부작용과 소화기계 부작용의 위험도를 개개인의 환자에서 비교 검토한 후 처방을 받는 것이 가장 안전한 방법이 되겠다.

부작용이 없는 약이란 없다. 다만 각각의 부작용이 얼마만한 위험으로 환자에게 부담이 되는지를 평가하는 것이 전문가의 몫이라고 할 수 있다.

Q) 관절에 물이 찼다고 하는데 뽑아야 하는가?

관절에 물이 차는 것은 골관절염의 경과 중 흔히 나타나는 현상으로 관절에 염증이 생겼다는 신호이다. 관절에 물이 차면 통증이 악화되고 무릎을 굽히는데 장애가 되는 등 여러 가지 불편을 초래할 수 있다. 그러나 상당수의 환자들은 물이 차도 별반 증상을 호소하지 않는다. 또한 많은 환자에서 관절에 찬 물이 시간이 경과하거나 약물을 복용하는 경우 줄어드는 것을 볼 수 있다. 따라서 관절의 물을 뽑는 경우는 적절한 약물치료로도 증상이 호전되지 않는 심한 증상을 동반하는 경우에 한한다. 다만 관절에 물이 찬 원인이 골관절염이 아닌 다른 병(세균 감염이나 통풍 등)에 의한 것으로 의심이 되는 경우에는 확실한 진단을 위해 관절액을 뽑아보아야 한다.

Q) 관절에 주사를 맞아도 되는가?

골관절염으로 주사를 맞는 경우는 크게 두 가지로 나뉘어진다.

첫째는 스테로이드 제제 주사로 일명 '뼈주사'로 알려져 있다. 둘째는 관절 윤활유 성분인 히알루론산 주사로 일명 '관절 영양주사'로 알려져 있다.

스테로이드 제제 주사는 신속한 염증 조절 효과를 가지기 때문에 약물치료로 반응이 없는 심한 염증이 있는 환자에게서 적응이 되지만 많이 맞는 경우 관절의 손상이 촉진될 수 있다는 위험이 있다. 최근의 보고에 의하면 우리 나라 환자 가운데 80% 가량의 환자가 이 주사를 연간 5회 이상 맞은 것으로 관찰된 바 있지만 일반적인 투여 간격은 최소한 3개월 이상이다. 즉 1년에 5회 이상 맞는 경우 장기적으로 볼 때 관절에 오히려 좋지 않을 수 있다. 효과는 대개 2주일에서 길게는 몇 개월까지도 호전 반응을 보일 수 있다. 단, 스테로이드 제제 주사는 꼭 필요한 경우에만 선별적으로 맞는 것이 증상 완화에 도움이 된다.

히알루론산 주사는 1주일 간격으로 3~5회 맞는 것이 보통이다. 히알루론산 주사도 약물치료로 반응이 없는 골관절염의 통증 조절에 이용한다. 스테로이드 제제에 비해 여러 번 주사해야 한다는 불편함이 있고 값이 비싸다. 약효는 평균 8개월 정도로 비교적 오래 가고 국소 부위 발적 외에 부작용은 거의 없다. 그러나 이 약제가 그 이름처럼 정말로 관절의 연골을 보호하는지에 대해서는 아직 객관적인 데이터가 없다.

결론적으로 관절주사는 꼭 필요한 경우 맞는 것이 도움이 되지만 어느 경우에 맞아야 하는지는 반드시 전문의와 상의를 거쳐야 할 것이다.

Q) 골관절염으로 무릎이 아픈데 운동을 해도 되는가?

관절에 나쁜 영향을 주지 않을까 하는 기존의 선입견과 달리 운동 원칙을 지키며 걷기를 하는 것이 가장 좋은 운동이다. 비용면에서 저렴하고 쉽고 원하는 만큼 운동량을 조절할 수 있기 때문이다.

◐◑ 걷기 전에 준비해야 할 준비물들

가장 중요한 것은 발에 잘 맞는 쾌적한 신발을 신는 것이다. 가장 좋은 것은 운동화 전문회사에서 나오는 걷기 전용 신발을 신는 것인데, 테니스나 농구를 하는 경우와 걷는 경우의 신체 역학이 전혀 다르기 때문이다. 하지만 일반적인 운동화라도 다음의 조건들을 만족시키는 것이라면 굳이 걷기 전용 운동화를 고집할 필요는 없을 것이다.

신발을 구입할 때에는 반드시 신어 보고 발이 편한지를 확인한다. 우선 바닥을 보고 너무 끈끈하거나 매끈하지 않은지를 확인한다. 걸을 때 땅바닥을 적절히 당겨 줄 수 있는 신발을 골라야 넘어지지 않기 때문이다. 또 유연성이 좋은 신발을 골라야 하는데 휘어질 부분은 쉽게 휘어지되 단단해야 하는 부분은 단단히 고정되어 있어야 한다. 이를 확인하기 위해서는 신발의 앞부분과 뒤축을 잡고 휘어 본다. 앞부분은 유연하게 잘 휘어지지만 중간 부분은 휘어지지 않는 것이 이상적인 신발이다. 신발이 숨을 쉬는지도 확인해야 하는데 발을 덮는 윗부분이 습기를 통과시켜야 발에 땀이 차지 않는다. 신발은 가죽이나 통기성 재질의 천 제품을 고른다. 또 중요한 것이 충격 흡수력인데 특히 발꿈치 부분에 넉넉한 쿠션이 들어 있어 걸을 때 발꿈치로 전달되는 충격을 최소화해야 한다. 달리기용 신발은 달릴 때 발꿈치가 아닌 발의 중간 부분에 충격이 최대화된다는 점 때문에 신발의 중간 부분의 쿠션을 보강하는데 이런 이유에서 걷기용으로는 적합하지 않다. 발가락이 들어가는 부분은 발가락이 모두 움직일 수 있을 정도로 공간이 넉넉해야 하지만 발꿈치 부분은 잘 맞아 신발이 벗겨지지 말아야 한다. 가장 긴 발가락과 신발 끝부분에 엄지손가락 1개 정도의 여유 공간이 있어야 한다. 신발끈을 매는 형태의 신발이 발을 더 단단히 지탱해주고 조절도 가능하다는 점에서 유리하지만 손가락 관절염 때문에 끈매기가 어렵다면 벨크로가 달린 신발을 구입하는 것도 괜찮다. 1000km 정도를 걷고 나면 신발의 창과 쿠션이 닳아버리기 때문에 겉으로는 아무리 멀쩡해보이더라도 신발을 바꾸는 것이 좋다. 매일 10분 정도 걷는 사람이라면 적어도 1년에 한 번은 새 신발을 사야 한다는 의미이다. 닳아버린 신발을 신고 계속 걸으면 충격 흡수가 제대로 되지 않아 관절에 오히려 나쁜 영향을 주기 때문이다.

양말도 신발 못지 않게 중요한데 면이나 모직 양말은 땀을 흡수하기 때문에 적당하다. 양말은 이음새 같은 것이 되도록 없는 것이 좋고 물집이 잘 생기는 경우에는 두 켤레를 겹쳐 신는다. 발가락 부분이 잘 헤지는 경우는 신발이 발 크기에 비해 너무 작거나 걸을 때 발가락이 앞으로 이동하는 등 신발이 안 맞기 때문에 나타나는 현상이다.

옷은 면 소재의 옷이 가장 좋다. 또한 운동중 체온을 빼앗기지 않도록 옷을 따뜻하게 입는 것이 좋은데 이때 얇은 옷을 여러 벌 겹쳐 입는 것이 두꺼운 옷 하나를 입는 것보다 좋다. 옷은 몸이 움직일 때 끼거나 걸리적거리지 말아야 하고 겉옷은 방한을 해주면서 비나 눈이 올 때 습기를 차단하는 것을 입는다.

◦•◦ 얼마나 걸어야 운동이 되는가?

일반적으로 운동은 매일 조금씩 하는 것이 한꺼번에 몰아서 하는 것보다 좋다. 최소한 1주일에 세 번 정도는 시간을 정해놓고 걷는 것이 필요하다. 만일 한 번에 30분 이상 걷기로 했다면 사이 사이에 쉬는 날을 두는 것이 좋다. 예를 들면, 월화수목 몰아서 걷는 것보다는 월수목토 하는 식으로 날짜를 정하여 걷는다. 걷지 않는 날에는 유연성 운동 등을 해야 한다. 운동의 강도는 중등도 정도가 알맞은데 중등도의 운동은 걷고 나서 몸 상태가 변화하는 것을 느낄 정도의 운동 강도를 말한다.

이것은 좀 더 쉽게 말하면 호흡수와 맥박이 조금 빨라지는 정도인데, 헉헉거리거나 힘들다는 느낌이 오면 안 된다. 너무 지칠 정도로 운동을 하면 당장에 몸에 불편이 오고 다칠 위험이 많아지며 결심이 작심 삼일로 끝나게 된다. 한 번에 30분씩 1주일에 4~6번 걷는 것이 바람직하다는 최근의 연구 결과가 있지만 운동량의 정도는 환자의 상태에 따라 개인적으로 조절해야 한다.

또 한 번에 30분을 해야 한다는 원칙을 반드시 지킬 필요는 없고 한 번에 15분씩 하루 두 번 걷거나 한 번에 10분씩 하루 세 번 걷거나 하는 식으로 하루의 운동량을 조절할 수 있다. 또 걷고 나서 관절이 아프다면 아프지 않을 정도로 더 짧게 걸어도 괜찮다. 일반적으로 걸은 후 1시간 이상 관절이 아프면 운동량을 줄이는 것이 좋다. 걷기 운동은 유산소 운동이기 때문에 전반적으로 지구력을 높여주고 지속적으로 걸으면 점점 더 오래 걸을 수 있게 되는 이점이 있다. 다시 설명하지만 운동의 목표는 1주일에 120~180분 정도이다. 이 시간을 매일매일 어떻게 나눌지는 환자의 상태와 형편에 따라 정하면 된다.

○●○ 걸으면 관절에 무리한 충격이 갈 것 같은데 아닌가?

무릎이나 발목 등 하반신에 관절염이 있는 환자들은 많이 걸을 때 무리한 하중이 관절에 미칠 상태를 걱정하게 된다. 실제로 무릎에 골관절염이 있는 환자들은 걸어서 시장에 가는 것조차 부담스럽게 생각하는 경우가 많다. 그러나 걷기는 다른 운동에 비해 관절에 충격이 많이 안 가는 '저충격 운동'에 속하기 때문에 부담을 갖지 않아도 된다.

  여기에 운동을 하면서도 관절에 미치는 충격을 최소화할 수 있는 방법들을 나열하면 다음과 같다.

- 발에 맞는 적당한 신발과 양말을 신어 땅에서 관절로 전해지는 충격을 최소화한다.
- 비만이 되면 운동을 하는 경우가 아니더라도 모든 형태의 일상생활을 하는 동안 무리한 하중이 무릎과 하반신에 전해지게 되므로 가능한 한 체중을 줄인다.
- 필요할 경우 지팡이를 짚어 하중을 분산시킨다.
- 되도록 평탄한 길을 걷는다. 등산이 관절염 환자에게 좋지 않은 이유는 길이 평탄하지 않기 때문이다. 또 계단을 오르내리는 것, 자갈길을 걷는 것 등은 같은 에너지로도 훨씬 더 관절에 무리한 충격을 주기 때문에 되도록 피하는 것이 좋다.

  걷기에 적당한 장소는 학교 운동장, 길거리의 보도 블록, 아스팔트 길 등이다.

  만약 모든 준비를 갖추고도 가장 평탄한 길을 단 몇 분 간이라도 걸었을 때 관절이 아프다면 그때는 관절에 충격이 가해지지 않는 운동 예를 들면, 수영이나 물에서 하는 체조 등으로 바꾸는 것이 좋다.

Q) 인공관절 수술을 받아야 한다면 언제 수술하는 것이 좋은가?

관절 치환 수술(일명 인공관절 수술)의 경우는 아주 심한 증상이 있고 다른 방법으로는 통증 조절이 안 되거나 심한 일상생활의 기능 장애가 있는 경우에 시행한다. 일반적으로 가까운 거리를 걷거나 밤에 잠을 잘 때에도 심한 통증이 생기는 정도라면 수술을 고려해야 한다.

수술을 하는 경우 가장 중요한 장점은 통증이 없어진다는 것이다. 또 다리가 아파서 걷지 못했던 사람이라면 더 이상 아프지 않게 되어서 다시 걸을 수 있게 되고, 퍼지지 않았던 다리가 퍼지는 등 여러 가지 장점을 얻을 수 있다.

인공관절 수술은 말 그대로 병이 난 연골과 뼈의 일부분을 금속으로 되어 있는 인공 조직으로 갈아 끼우는 수술이다.

인공관절 수술의 과정을 간단히 설명하면 무릎과 같은 경우 대퇴골과 종아리뼈의 무릎 쪽 끝부분을 잘라낸 후 잘라낸 부분만큼을 무릎관절과 같은 모양으로 되어 있는 금속의 인공관절로 갈아 끼우는 것이다. 대개 1주일 정도 입원하고, 전신 마취를 하지 않고 척수 마취로 하며, 수술 시간은 3~4시간 정도 걸린다. 수술하고 난 후 2~3일 안에 지팡이 등을 짚고 걸을 수 있으며, 한쪽 다리를 수술한 후 몇 개월이 지나 경과를 보면서 반대쪽 다리도 수술하는 것이 보통이다. 수술한 후 3~4주일 간은 수술 부위 파열 등의 위험이 있으므로 무리한 운동은 하지 않는 것이 좋다.

골관절염 환자는 대개 60세가 넘은 환자들로 수술을 해야 하는 시기가 되면 70세를 넘기는 경우도 있다. 고령이더라도 전신 마취를 하지 않으므로 수술을 하더라도 큰 문제는 없다. 또 60세 이전에는 오히려 수술을 미루는 경우도 많다. 대부분의 환자들이 고령임에도 불구하고 인공관절 치환 수술의 부작용은 매우 적다. 1% 정도에서 인근 신경 마비 증상이 오는데 시간이 지나면 신경 기능이 회복되는 것이 보통이다. 또 수술 후 왕성하게 활동을 하는 사람들에서는 슬개골 골절이 오는 경우도 있다. 가장 문제가 되는 합병증은 수술 부위에 균이 들어가는 경우와(1% 정도) 끼워 놓은 인공관절이 느슨해지는 경우 그리고 다리의 혈관 안에서 혈액이 굳는 경우이다.

   일반적으로 수술을 하기 전에 관절 기능이 나쁘면 나쁠수록 수술한 후 걷는데 장애가 남을 가능성이 높다. 또 비만인 환자, 물리치료를 열심히 하지 않은 환자들도 수술 후 정상적으로 걷는데 어려움을 갖는다. 하지만 환자의 의지가 있고 꾸준한 운동과 물리치료를 병행하면 대개는 수술 후 몇 개월 안에 정상적으로 걸을 수 있다. 일반적으로 60세가 넘어서 수술을 하는 경우에는 여생을 마칠 때까지 인공관절이 제 기능을 다하게 된다.

CHAPTER | 03

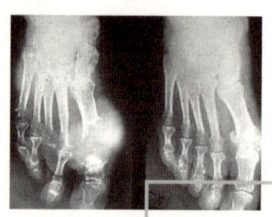

A　　　　　R

- 류마티스 관절염은 어떤 병인가?
- 류마티스 관절염은 왜 생기는가?
- 류마티스 관절염은 유전이 되는가?
- 6살 난 아들이 류마티스 관절염이라는데 어린아이도 관절염에 걸리는가?
- 혈액 검사에서 류마티스 인자가 양성으로 나왔는데 류마티스 관절염인가?
- 류마티스 관절염인지 알고싶은데 어떤 검사를 받아야 하는가?
- 류마티스 관절염을 앓고 있는데 폐렴도 같이 앓고 있다. 폐렴이 관절염과 관련이 있는가?
- 류마티스 관절염 치료 약은 독하다는데 꼭 약을 먹어야 하는가?
- 류마티스 관절염 약을 먹었더니 아프지는 않는데 관절염이 진행하는 것 같다. 어떻게 해야 하는가?
- 류마티스 관절염 약은 언제까지 먹어야 하는가?
- 약을 먹지 않고 운동이나 찜질을 하는 것으로 관절염이 낫는가?
- 류마티스 관절염에 좋은 음식은 어떤 것이 있는가?
- 류마티스 관절염을 한약이나 벌침으로 치료해도 되는가?
- 류마티스 관절염은 수술로 고칠 수 없는가?
- 글루코사민이나 리프리놀이 관절에 좋다는데, 류마티스 관절염 환자가 먹어도 되는가?
- 새로 나온 류마티스 관절염 주사약이 비싸지만 효과가 뛰어나다고 하는데 사실인가?

CHAPTER
03

H R I T I S

병원에서 류마티스 관절염이라고 해요

병원에서 류마티스
관절염이라고 해요

03

Q) 류마티스 관절염은 어떤 병인가?

　류마티스 관절염은 관절을 싸고 있는 활막이라는 조직에 생기는 염증성 관절염이며, 수개월에서 수 년 이상 지속될 수 있는 만성 질환이다. 팔과 다리의 여러 관절에 부기와 통증을 동반하는데 치료를 하지 않을 경우 관절의 만성 염증에 의해 관절을 이루고 있는 연골, 뼈, 힘줄(건), 인대의 손상이 일어나고 점점 관절의 변형을 가지고 오는 병이다.

　전체 인구의 약 1%에서 류마티스 관절염을 가지고 있으며, 전 연령층에서 발병할 수 있지만 주로 젊은 연령층에서 발병률이 높으며 남성 환자수에 비해 여성 환자수가 3배 정도 더 많다.

　발병은 서서히, 점진적으로 일어나지만 때로는 갑자기 발병할 수도 있다. 이 병이 생기면 피로하고 무기력하며 식욕이 떨어지고 미열과 함께 체중 감소가 나타난다. 또 관절이 붓고 아프며 관절의 운동 범위가 제한을 받게 되고 관절 주위가 벌겋게 변하면서 만져보면 따뜻한 느낌도 들게 된다. 특히 아침에 일어날 때에 관절이 뻣뻣해지는 조조 경직 현상이 보통 1시간 이상 지속된다. 류마티스 관절염이 나타나는 주요 관절은 손과 발의 작은 관절들로서 손목, 손가락, 발목, 발가락, 팔꿈치, 무릎 등이며 엉덩이나 어깨, 목뼈 등에도 관절염이 생길 수 있다. 좌측과 우측에 대칭적으로 나타나는 경우가 많고 류마티스 결절이라고 하여 주로 팔꿈치 같은 관절 주위에 단단한 덩어리를 이루는 피하결절이 있을 수도 있다.

류마티스 관절염은 주로 관절에 염증을 일으키는 병이지만 피부, 눈, 신경, 심장, 폐 등의 관절 이외의 부위에도 염증을 유발하는 전신 질환이다. 눈물샘과 침샘에도 염증을 유발하여 눈이 뻑뻑하거나 입이 자주 마르는 증상을 일으킬 수 있다.

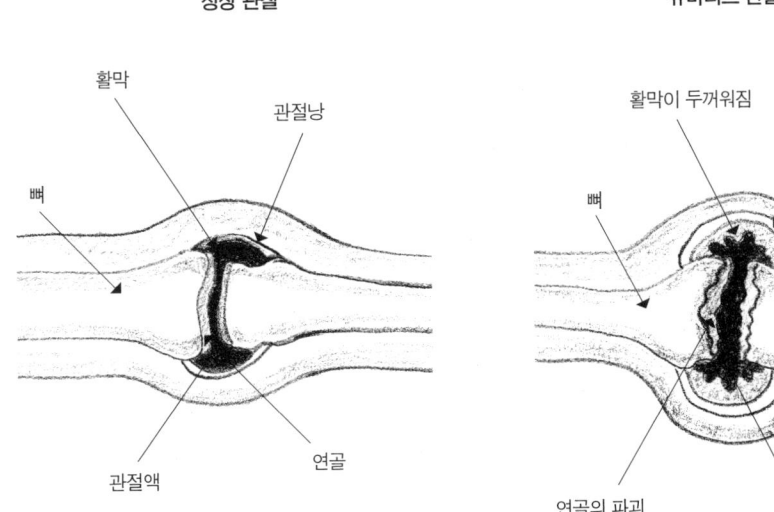

Q) 류마티스 관절염은 왜 생기는가?

류마티스 관절염이 왜 생기는지에 대해 정확한 원인은 학계에서도 밝혀지지 않은 상태이지만 인체 면역 기능에 이상이 오는 것으로 생각된다. 정상적으로 인체의 면역기관은 몸에 침범한 세균이나 바이러스를 인식해서 이를 파괴하여 몸을 보호하는 역할을 한다. 그런데 류마티스 관절염은 아직 확실한 이유는 알 수 없지만 면역기관이 우리 몸의 일부(관절)를 잘못 인식하여 스스로를 공격하여 염증을 일으켜 손상을 주게 되는 일종의 자가면역 질환이다.

세균이나 바이러스 감염, 유전적 소인을 류마티스 관절염의 원인으로 생각하고 있으나 아직 확실히 입증되지는 않았다. 신체적 또는 정신적으로 스트레스를 받은 후 발병하기 쉽다고 알려져 있으며 폐경 초기에도 발병률이 높다고 한다. 이는 호르몬이 영향을 미치는 것으로 여겨지며 관절염 환자가 임신을 했을 때 류마티스 관절염 증상의 호전이 있는 것도 같은 영향일 것으로 생각된다. 커피를 많이 마시는 사람이 커피를 마시지 않는 사람에 비해 류마티스 관절염이 더 잘 걸린다고 하지만 소량의 커피나 카페인이 없는 커피, 차를 마시는 것은 류마티스 관절염의 발병 위험성과 관련이 없다고 한다.

또 비타민 C와 비타민 D를 섭취할 경우 류마티스 관절염의 발병이 줄어든다는 보고도 있었다.

어떤 원인에 의해서든 관절 안에 있는 활막에 염증이 생기면서 혈액 속에 있는 백혈구들이 관절로 모여들게 되고 관절액이 증가하여 관절이 부으면서 통증이 나타나게 된다. 이러한 염증이 지속되면 백혈구와 활막 세포로부터 여러 가지 염증 매개 물질들이 생성하게 되고 염증성 활막 조직들이 점차 자라나면서 뼈와 연골을 파고들어 관절의 모양이 변형되고 관절을 움직이는데 장애가 생기게 된다.

Q) 류마티스 관절염은 유전이 되는가?

쌍둥이를 대상으로 한 연구에서 일란성 쌍둥이 중 한 명이 류마티스 관절염에 걸렸을 때 다른 한 명이 류마티스 관절염에 걸릴 가능성이 일반인에 비해 훨씬 높다는 사실이 알려지면서 류마티스 관절염과 연관된 유전자가 있을 것이라고 추측하였고, 최근에 류마티스 관절염과 관련된 유전자들이 발견됨으로써 유전이 될 수 있음을 시사하고 있다. 특히 면역 반응을 조절하는 유전자인 인간백혈구항원(HLA)이라는 유전자 중에서 특정한 유전 인자를 가진 경우 류마티스 관절염에 더 많이 걸리고, 또한 관절염의 증상도 더 심하다고 알려져 있다.

그 밖에도 다양한 유전 인자와 관련이 있다는 사실이 밝혀지고 있지만 단순히 유전적인 요인에 의해서만 관절염이 생기는 것은 아니다. 현재 류마티스 관절염을 앓고 있는 모든 사람이 관련 유전자를 가지고 있는 것이 아니고, 또 관련 유전자를 가지고 있다고 해서 모두가 류마티스 관절염이 있는 것도 아니다. 따라서 가족 중에 류마티스 관절염 환자가 있다고 해도 같은 병에 걸릴 가능성이 높지 않으므로 걱정은 하지 않아도 된다.

일반적으로는 류마티스 관절염은 관련 유전자를 가지고 있는 사람에게서 세균 감염이나 바이러스 감염 또는 다른 환경적 요인이 복합적으로 작용해서 촉발된다고 생각된다.

> Q) 6살 난 아들이 류마티스 관절염이라는데 어린아이도 관절염에 걸리는가?

류마티스 관절염은 주로 30~40대의 여성이 많이 걸리지만 모든 연령층에서 생길 수 있는 질환이다.

16세 이전에 생기는 류마티스 관절염은 성인이 앓고 있는 관절염과는 다른 점이 있어서 소아 류마티스 관절염이라고 한다. 또한 성인에 비해 유병률이 낮기는 해도 소아에게 발생하는 관절염 중에서 가장 흔한 형태이다.

병의 예후는 비교적 좋은 편이어서 영구적인 장애가 남는 경우는 전체 비율의 10% 정도이다. 원인이나 발병 기전은 아직 정확히 알려진 내용이 없지만, 유전적인 요인과 연관이 된다고 알려져 있다. 관절에 통증이나 손으로 눌렀을 때 통증이 있는 압통, 부기, 발열 및 운동 장애 등 전형적인 관절염의 증세가 6주일 이상 지속되며 특정한 원인을 발견할 수 없는 경우이다. 아침에 일어났을 때 몸과 관절이 뻣뻣한 조조 경직 등 성인에게서 나타나는 증상은 자주 나타나지 않는다. 그러나 보채고 움직이지 않으려 하거나 걷기를 피하는 증상이 나타난다. 초기에는 피로감이나 미열이 흔히 나타나며 식욕 감퇴, 체중 감소, 성장 장애 등이 나타날 수도 있다. 관절 외에서 나타나는 증세로는 온몸에 걸쳐서 나타나는 고열과 발진이 생길 수 있고, 림프선염이나 비장 비대도 나타나며, 영구적으로 실명의 원인이 될 수 있는 만성 홍채-모양체염, 심장 질환 및 유전분증 등이 나타난다.

소아 류마티스 관절염은 치료를 했을 때 치료 결과가 좋고 빨리 치료를 하면 큰 장애 없이 정상적인 성인으로 성장할 수 있다. 따라서 소아 류마티스 관절염은 조기에 발견하고 치료 받는 것이 무엇보다 중요하다. 어린이가 관절의 통증을 호소하면 부모는 관절이 붓는지, 관절 부위에서 열이 나는지, 또는 아이가 움직일 때 통증을 호소하거나 다리를 저는지 잘 살펴보아야 한다. 성장기에 있는 어린이가 관절의 통증을 호소하고 관절이 붓는다면 일단 정밀검사를 받아 볼 필요가 있다.

Q) 혈액 검사에서 류마티스 인자가 양성으로 나왔는데 류마티스 관절염인가?

류마티스 관절염의 진단에 이용되는 검사 중에 류마티스 인자라는 것이 있다. 류마티스 인자는 모든 류마티스 관절염 환자에게 있는 것은 아니고 약 80%의 환자에서 양성으로 나온다. 또 류마티스 인자는 류마티스 관절염 이외에 아급성 세균성 심내막염, 결핵, 매독, 독감 등의 감염성 질환과 다른 염증성 질환에서 양성으로 나올 수 있어 류마티스 인자가 양성이라고 해서 모두 류마티스 관절염인 것은 아니다. 정상인에서도 류마티스 인자는 5% 이하에서 양성으로 나올 수 있으므로 류마티스 인자만으로는 류마티스 관절염으로 진단을 할 수 없다. 어떤 약물을 통해 류마티스 인자를 없애거나 질병에 걸리는 것을 예방할 수는 없으므로 증상이 없는 한 치료할 필요는 없다. 하지만 류마티스 인자가 양성인 사람은 향후 류마티스 관절염에 걸릴 가능성이 높다고 알려져 있다. 그리고 류마티스 인자는 질환의 심한 정도와 관련이 있다고 한다. 관절염 환자 중에서 류마티스 인자가 없는 사람에 비해 있는 사람에서 관절의 손상이 심하고, 또한 류마티스 인자의 수치가 높을수록 심한 증상을 보이는 경우가 많다.

그러나 관절염을 치료한다고 해서 류마티스 인자가 꼭 없어지는 것은 아니고 증상이 좋아져도 류마티스 인자는 계속 검출될 수 있다. 따라서 류마티스 관절염으로 진단을 받은 이후에는 다시 류마티스 인자를 검사할 필요는 없다.

Q) 류마티스 관절염인지 알고 싶은데 어떤 검사를 받아야 하는가?

류마티스 관절염을 진단하는데 있어서 확진을 할 수 있는 임상증상이나 방사선 검사, 혹은 혈액 검사 방법은 없다. 류마티스 관절염의 진단은 진단 기준을 이용하여 하게 된다.

다음은 류마티스 관절염을 진단하는데 이용되는 기준으로 7가지 기본 항목 중 4가지 이상이 나타나고 관절의 증상이 적어도 6주일 이상 지속된 경우에 류마티스 관절염으로 진단을 한다.

① 1시간 이상 지속이 되는 조조 경직이 있음
② 세 부위 이상에 나타나는 관절염 : 적어도 세 부위 이상의 관절에 붓는 증상이 나타남
③ 손 관절의 관절염 : 손목 관절, 중수지절 관절, 근위지 관절 중 하나 이상이 부음
④ 대칭성 관절염 : 좌우측의 같은 관절에 증상이 나타남
⑤ 류마티스 결절 : 신전 부위 및 관절 주위의 피하 결절이 나타남
⑥ 혈청 류마티스 인자가 양성으로 나타남
⑦ X-선 검사상 류마티스 관절염에 합당한 변화가 나타남

따라서 류마티스 관절염으로 진단을 할 때 필요한 검사로서는 류마티스 인자 검사와 관절의 X-선 검사가 있다. 또 류마티스 관절염 치료에 사용하는 많은 약들이 간·폐·신장·골수 등에 부작용을 일으킬 수 있기 때문에 약물 사용에 있어 안정성을 확보하기 위하여 일반 혈액 검사(백혈구수, 적혈구수, 혈소판수 등)·간기능 검사·신장기능 검사를 실시하며, 염증의 심한 정도를 판단할 수 있는 적혈구 침강속도 검사와 C-반응 단백 검사를 하게 된다. 최근에는 관절이 얼마나 손상되었는가를 평가하는데 관절 초음파 검사를 이용하기도 한다.

> Q) 류마티스 관절염을 앓고 있는데 폐렴도 같이 앓고 있다. 폐렴이 관절염과 관련이 있는가?

류마티스 관절염은 이름에 나타난 대로 주로 관절에 염증을 일으키는 질환이다. 그러나 일종의 자가면역 질환으로 다른 장기에도 염증을 일으켜 증상을 나타나게 하는 전신 질환이다. 관절 이외에 증상이 나타날 수 있는 장기로는 피부, 눈, 폐, 심장, 신경, 혈액, 혈관 등이 있다.

피부에는 류마티스 결절이 생길 수 있고 혈관염의 형태로 나타날 수 있으며, 눈에서는 결막염·홍채염·공막염 등이 생길 수 있다. 만약 관절염이 폐에 염증을 일으키면 간질성 폐렴이나 늑막염이 생기며, 심장에서는 심낭염·심근염·심장판막 질환을 일으킬 수 있다. 그 밖에 빈혈, 백혈구 및 혈소판 증가증, 림프절 비대 등이 올 수 있다.

류마티스 관절염에 동반되는 폐렴의 경우 대개 병세가 서서히 진행되고 그 정도가 심하지 않아서 생명을 위독하게 하는 일은 드문 편이다. 하지만 일부의 환자에서는 기침, 호흡곤란 등이 심하게 올 수 있고 병세의 진행이 빠른 경우는 강력한 면역 억제 치료를 받아야 한다.

Q) 류마티스 관절염 치료 약은 독하다는데 꼭 약을 먹어야 하는가?

　류마티스 관절염을 치료할 때 먹는 약이 독하다고 말하는 것은 치료에 사용하는 약제의 독성 때문에 그렇게 말한다. 류마티스 관절염의 치료에 사용하는 약제는 종류가 많다. 따라서 사용하는 약제에 의한 부작용이 발생했을 경우 약을 다른 것으로 바꾸어 사용하면 되기 때문에 일반적으로 알려진 것과는 다르게 비교적 안전하고 효과적으로 사용할 수 있다. 오랜 기간 동안 임상 연구 등을 통해 약물의 효과나 부작용에 대해 과학적으로 연구가 진행되었고, 류마티스 전문의들은 가능한 부작용에 대해 잘 이해하고 있으므로 의사의 지시에 따라 약물을 복용하면 별 문제는 없다.

　하지만 항상 독성 부작용이 생길 가능성을 고려하여 정기적인 검사를 받아야 할 필요가 있다. 약물 부작용이 발생할 때 항상 환자 본인이 쉽게 알 수 있는 것은 아니고 초기 부작용은 특정한 검사를 해야만 발견될 경우도 있기 때문이다.

　사실 류마티스 관절염을 완치시키거나 예방할 수 있는 방법은 아직까지는 없고 만성 관절염에 의해 관절통증과 관절의 변형, 기능의 소실이 발생하므로 치료의 목표는 통증과 염증이 생기는 것을 억제하고 관절의 변형을 억제하여 기능의 소실이 오는 것을 최소화하여 정상적인 생활을 할 수 있게 하는 데 있다. 이런 치료 목표를 달성하기 위해서 운동요법, 물리요법 등을 시행한다. 하지만 이들 방법만으로는 목표에 달성할 수 없고 항류마티스 약제를 사용해야만 만성 염증을 억제하고 관절이 손상되는 것을 막아 관절의 변형, 기능 소실을 예방할 수 있다.

류마티스 관절염은 처음으로 발병한 후 1~3년 이내에 관절이 손상되는 경우가 많기 때문에 빨리 진단을 한 후 조기에 적절한 약물치료를 해야 한다. 치료가 늦어져 관절에 구조적인 손상이 와서 변형이 생긴 경우에는 이후에 아무리 치료를 잘해도 정상적인 모습으로 돌아올 수 없다. 최근에 류마티스학회에서는 류마티스 관절염으로 진단한 후에 적어도 3개월 이내에는 항류마티스 제제를 사용하도록 권유하고 있다.

> Q) 류마티스 관절염 약을 먹었더니 아프지는 않는데 관절염이 진행하는 것 같다. 어떻게 해야 하는가?

류마티스 관절염은 병의 활성도가 지속적으로 나타나며 증상이 좋아졌다 나빠졌다를 반복하게 되는데, 이런 활성도의 변화는 개인마다 다르게 나타나므로 예측하기는 어렵다. 하지만 활성도를 지속적으로 평가를 하여 그 정도에 따라 운동량을 조절하고 항류마티스 제제의 용량을 늘리거나 줄이고 새로운 약을 추가하는 등 치료방법을 적절히 변화시켜야 한다.

류마티스 관절염의 활성도를 평가하는 데는 압통 및 부기가 있는 관절의 수, 관절의 움직임 범위 측정, 조조 경직의 지속시간, 피로의 정도, 손의 물건을 쥐는 강도, 빈혈이 있는가 없는가, 적혈구 침강속도 및 C-반응 단백의 증가 등을 이용하게 된다.

류마티스 관절염을 치료하는 약물 중에는 붓고 아픈 증상을 빠르게 낫게 하는 약물도 있지만 어떤 약물은 효과가 서서히 나타나서 한두 달이 지나야 효과를 보는 약물도 있다. 현재 사용되는 항류마티스 약제는 대부분이 효과가 서서히 나타나지만 꾸준히 치료하면 질병의 진행을 막는데 도움이 된다. 하지만 약물에 대한 반응도 환자에 따라 다르기 때문에 약에 대한 반응을 본 후 약물의 종류와 용량을 조절하게 된다.

현재 사용되는 약물을 꾸준히 사용하여도 일부의 환자에서는 병세가 서서히 진행될 수 있다. 그런 경우에는 좀 더 강력한 약제를 복합적으로 복용하기도 한다. 최근에 개발된 새로운 치료제들은 기존의 약물치료에도 진행하는 관절 증상을 가진 환자들에게 뛰어난 효과를 보이고 있다.

Q) 류마티스 관절염 약은 언제까지 먹어야 하는가?

류마티스 관절염을 단기간에 완치시키거나 예방을 할 수 있는 방법은 아직 없다. 류마티스 관절염의 근본적인 치료 목표는 완치지만 모든 환자가 그렇게 할 수 있는 것은 아니므로 실질적인 치료의 목표는 통증 및 부기를 호전시키고 관절의 손상을 최소화하여 관절의 변형을 막는 데 있다. 만약 완치(통증·부기·조조 경직·피로 등의 증상이 가라앉음, 검사에서 염증소견의 정상화, 방사선 검사에서 관절 손상의 진행이 사라짐 등)가 되었다면 약의 사용 중단을 할 수 있다. 그러나 실제로는 관절염의 활성도에 따라 항류마티스 제제의 용량을 줄여서 최소한의 용량을 사용하고 병의 재발을 억제하기 위하여 항류마티스 제제를 지속적으로 사용해야 한다.

증상이 좋아졌다고 해서 바로 약물치료를 중단한 경우 얼마 지나지 않아 다시 증상이 재발하는 경우를 종종 볼 수 있다. 또한 이런 경우에 처음에는 좋은 효과를 보였던 약물을 다시 투여한다고 해도 그 효과가 완전하지 않은 경우도 있으므로 약물치료를 완전히 중단하는 것은 좋지 않다.

류마티스 치료 약제들 중에는 고용량으로 너무 오래 복용할 경우 심각한 부작용을 일으킬 수 있는 약물도 있다. 그에 반해 오래 복용하여도 큰 부작용 없이 병의 재발을 효과적으로 억제할 수 있는 좋은 효과를 보이는 약제도 있다. 대개의 류마티스 전문의들은 환자들의 증상이 좋아지면 부작용이 올 수 있는 약제는 줄여서 끊고, 사용이 비교적 안전한 약제는 꾸준히 사용하면서 부작용이나 재발의 증상이 없는지 정기적으로 진찰과 검사를 하게 된다.

Q) 약을 먹지 않고 운동이나 찜질을 하는 것으로 관절염이 낫는가?

류마티스 관절염의 치료는 크게 일상생활요법, 재활치료요법, 약물요법, 수술요법으로 나눌 수 있다.

일상생활요법에는 안정과 운동, 체중 관리 등이 있다. 일상생활요법과 재활치료요법으로 통증과 피로감을 줄이고 관절의 운동성과 유연성을 어느 정도 유지할 수 있으나 염증의 진행에 의한 관절의 손상을 근본적으로 막지는 못한다. 이를 위해서는 약물요법이 필수적이다. 적절한 약물치료에도 불구하고 류마티스 관절염 환자의 25%에서 6년 이내에 관절의 장애로 일상생활에서 불편을 겪게 되며, 20년 이후에는 절반에서 장애가 생긴다. 류마티스 관절염이 발생한 후 2년 이내에 연골과 뼈에 손상이 시작되고 관절강이 좁아지기 시작하므로 적절히 치료를 받지 않는다면 손상되는 속도가 빨라져 회복이 불가능한 관절의 파괴를 가져오게 된다. 따라서 류마티스 관절염은 빠른 진단과 함께 조기에 약물치료를 시작하여야 한다.

물론 약물치료와 함께 찜질요법과 같은 물리요법을 시행하면 관절의 뻣뻣함과 통증을 줄이는 데 도움이 된다. 하지만 물리요법이 약물치료를 대치할 수는 없다.

운동요법은 약물치료와 함께 반드시 병행해야 한다. 관절염이 생기면 대개 움직이기 힘들기 때문에 관절염이 생긴 관절을 쓰지 않으려고 하는데 이런 시간이 오래 지속된다면 관절염에 의한 손상뿐만 아니라 관절 주변의 조직이 굳고, 근육이 위축되기 시작하여 관절염을 치료한 후에도 장애를 남길 수 있다. 관절염이 매우 심할 때에는 무리한 운동은 삼가야 하지만 심한 통증과 부기가 가라앉으면 관절의 운동 범위를 유지시켜주는 운동을 꾸준히 해야 한다.

관절 주변의 근육이 위축되기 시작하면 관절의 통증이 심해지거나 손상을 악화시킬 수 있으므로 근육을 강화하는 운동도 병행하는 것이 좋다. 이러한 운동과 약물치료로 증상이 개선되면 수영이나 자전거 타기, 걷기, 조깅 등과 같은 전신 운동을 통해 더욱 건강한 생활을 누릴 수 있다. 또한 관절염 환자의 경우 여러 가지 원인에 의해 골다공증에 걸릴 수 있는데 적절한 운동은 골다공증을 예방하는 데에도 도움을 줄 수 있다.

Q) 류마티스 관절염에 좋은 음식은 어떤 것이 있는가?

흡연, 음주, 육체적 또는 정신적인 스트레스는 류마티스 관절염 환자에서 증상을 악화시킬 수 있다. 류마티스 관절염 환자들의 경우 엽산, 아연, 구리, 마그네슘 등의 미네랄의 혈중 농도가 감소되어 있어 이들 미네랄을 보충해 주는 것이 증상 완화에 도움이 될 것이다. 하지만 아직까지 증명된 사실은 없고 다만 과량을 섭취하였을 때 부작용이 나타날 수 있으므로 주의를 해야 한다.

비타민 C와 D의 섭취가 류마티스 관절염 치료에 도움이 된다. 채식을 위주로 한 식사가 관절염 증상에 도움이 되며, 오메가 3 지방산도 도움이 되는 것으로 알려져 있다. 오메가 3 지방산은 청어, 고등어, 연어 등의 어류에 많이 포함되어 있으므로 이들 식품들을 섭취하면 심혈관 질환의 예방에도 도움이 된다. 주 1회 이상의 어류 섭취가 심혈관 질환에 의한 사망률을 감소시킨다는 보고도 있다.

골다공증을 예방하기 위해서는 칼슘을 충분히 섭취하는 것이 좋다. 하지만 일반적으로 어떤 식품이 좋다고 하여 편식을 하기보다는 여러 가지 영양소를 골고루 섭취할 수 있도록 모든 영양소가 균형이 잡힌 식사를 하는 것이 좋다. 만약 관절염 환자가 체중이 많이 나간다면 무릎 등의 관절 손상을 악화시킬 수 있으므로 체중을 줄이는 것이 무엇보다 더 중요하다.

Q) 류마티스 관절염을 한약이나 벌침으로 치료해도 되는가?

약물 중에 부작용이 없는 약은 없다. 우리 나라에서는 한약재의 사용이 빈번한 편인데, 한약재는 그 효과와 부작용이 자세히 알려져 있지 않은 단점을 가지고 있다. 류마티스 관절염을 치료할 수 있는 약제가 많이 있는데도 불구하고 한약재를 사용할 이유는 없다. 그리고 한약재는 약물의 상호작용이 알려져 있지 않아서 항류마티스 제제와 같이 사용하였을 경우에 어떤 상호작용이 일어날지 아무도 예측할 수가 없다. 항류마티스 제제는 간, 신장, 골수 등에 부작용을 일으킬 수 있는데 한약재와 같이 사용할 경우 이들 부작용이 더 잘 나타날 수도 있다. 그러므로 항류마티스 제제를 복용한다면 한약재의 복용은 삼가야 한다.

벌침의 경우 동물 실험에서 어느 정도 효과가 있는 것으로 확인되었으나 사람에서는 확인된 일이 없고, 벌침을 맞는 과정이 고통스러우며 아나필락시스(급성 알레르기 반응으로 사망할 수도 있음)의 위험이 있어 실제로 사용되는 경우는 적다.

한약이든 벌침이든 그 효과가 입증되기 위해서는 더 많은 과학적인 연구가 뒷받침되어야 한다. 실제로 한약의 일부 성분을 추출하여 임상 연구를 진행하는 경우도 있다. 하지만 확실하게 류마티스 관절염의 치료 효과가 입증되는 경우는 드물다. 앞으로 더 많은 연구가 진행되어 효과와 안정성이 입증된 후에 치료에 이용하는 것이 좋다. 혹시 다른 약물을 사용하고 싶다면 류마티스 관절염 치료를 담당하고 있는 의사와 반드시 상의한 후 복용하는 것이 좋다.

Q) 류마티스 관절염은 수술로 고칠 수 없는가?

류마티스 관절염에서 관절의 염증은 약물로 조절을 하는 것이다. 하지만 이미 일어난 관절 손상에 의한 통증이나 관절 변형에 의한 기능 장애는 수술적 치료를 고려해 볼 수 있다. 현재 시행되고 있는 류마티스 관절염 수술은 크게 2가지로 분류되는데 그 1가지는 염증의 조절이나 염증이 악화되는 것을 막을 목적으로 염증을 일으키고 있는 활막을 제거하는 활막 절제술이다. 또다른 1가지는 인공관절 치환술, 관절고정술 등의 기능재건술 또는 관절성형술이다.

만약 어떤 관절이 심하게 변형되어 수술적 치료가 필요하다고 하더라도 약물치료를 중단해서는 안 된다. 류마티스 관절염은 우리 몸의 여러 관절에서 나타날 수 있으며, 때로는 관절 외의 기관에서도 나타날 수 있으므로 전신적 약물요법이 반드시 필요하다.

Q) 글루코사민이나 리프리놀이 관절에 좋다는데, 류마티스 관절염 환자가 먹어도 되는가?

글루코사민은 결합조직의 여러 가지 구성 성분의 기본이 되는 아미노단당류이며, 관절의 연골 기질에도 풍부하게 들어 있다. 이것은 퇴행성 관절염 환자에서 효과가 있다는 보고들이 있어서 사용되기 시작하였고 현재 많이 사용되고 있다. 통증에 대한 효과는 비스테로이드성 항염제에 비하여 뛰어나지는 않으나 부작용이 적고 퇴행성 관절염에서 경과 조절제로 작용할 수 있다는 가능성이 제시되어 현재 연구중에 있다. 하지만 류마티스 관절염에서는 그 효과가 입증되지 못하였다.

류마티스 전문의들은 퇴행성 관절염 환자를 대상으로 사용하고 있다.

> Q) 새로 나온 류마티스 관절염 주사약이 비싸지만 효과가 뛰어나다고 하는데 사실인가?

류마티스 관절염의 발병 기전에 관여를 하는 것 중에 시토카인이라는 것이 있고 이들이 관절의 염증 반응을 매개하게 된다. 시토카인은 여러 종류가 있는데, 이들 중 류마티스 관절염에 가장 중요할 것으로 생각되는 시토카인, 종양괴사인자(TNF)를 억제하는 약제가 최근에 개발되어 시판이 되고 있다. 여러 연구에서 이들 약제의 효과가 보고되고 있으며, 기존의 항류마티스 제제와 함께 사용할 때 더 좋은 효과를 보이는 것으로 보고되고 있다.

하지만 아직은 비싼 가격 때문에 널리 사용되지는 못하고 있다. 우리 나라에서는 증상이 심하고 다른 약물에 반응하지 않거나 부작용 등으로 사용하기 어려운 경우에 선별적으로 의료 보험 혜택을 주고 있다. 그리고 연구 결과에 따르면 약물을 투여하고 있는 동안에는 증상이 좋아지는 효과가 뚜렷하지만 약물 투여를 중단한 후에 다시 병이 처음처럼 악화되는 경우도 있어 장기간 투여할 경우 비용 문제가 사용에 큰 제약을 주고 있다.

또 아직 이 약제들이 사용된 지 오래 되지 않았기 때문에 장기간 사용 후의 부작용에 대해서는 잘 알려지지 않았다. 특히 결핵과 같은 질병의 감염 위험성이 높다고 보고되고 있는데 특히 우리 나라의 경우 아직은 결핵의 유병률이 높아 신중한 관리가 필요하다. 따라서 현재는 항류마티스 제제를 사용하는 데에도 불구하고 잘 반응을 하지 않는 환자나 부작용으로 인하여 사용할 수 없는 환자를 대상으로 선별적으로 사용을 하고 있다.

지금도 세계 각국에서 좀 더 효과적이고 부작용이 적은 약제를 개발하고 임상에 이용하려는 많은 연구가 진행되고 있어 관절염 환자들에게 희망을 주고 있다.

환자 수기 : 나는 이렇게 좋아졌다 ❶

류마티스 관절염 진단을 받은 후 지금까지 지내온 경험을 지면을 통해 말해 보라는 제의를 받았습니다. 이 기회를 통해 30년이란 결코 짧지 않은 시간을 되돌아보며 제가 알게 모르게 했던 실수(?)를 얘기하므로 이 글을 읽고 저 같은 고통을 겪지 않기를 기도합니다.

가끔 감기를 앓기는 했지만 평범했던 어린 시절, 맹장수술로 입원한 친구를 은근히 부러워하던 소녀 시절을 보낸 제가 처음 류마티스 관절염이란 진단을 받은 것은 1975년 4월 초였습니다. 편도선염이 심해 치료를 받던 저는 한결 가벼워진 몸으로 식목일 휴일을 맞아 대청소를 했습니다. 그 날 밤, 몰려오는 엄지손가락 통증 때문에 뜬눈으로 밤을 보내고 다음날 아침 곧바로 병원을 찾았습니다. 혈액 검사를 한 후 의사선생님께서 류마티스 관절염이란 말씀을 하실 때 전 '이젠 죽었구나!' 라는 생각이 들만큼 깊은 절망의 수렁으로 빠져드는 기분이었습니다. 제 짧은 의학상식으로는 불치병 진단을 받는 마음이었습니다. 지금 생각해보면 그렇게 절망할 필요는 없다는 생각이 듭니다. 그러나 당시에 류마티스 관절염이란 그 만큼 제겐 낯설고 생소한 질병이었습니다. 연세가 많은 어르신들에게 흔히 나타나는 신경통이 제가 아는 상식이었습니다. 처음 몇 달 동안은 아스피린을 복용하고 그 후엔 소염진통제, 그 다음엔 스테로이드계 약을 복용했습니다. 그땐 의료보험제도가 없었기 때문에 병원치료비도 만만치 않은 부담이 되었습니다. 몇 년 간의 병원치료에도 불구하고 증상이 점점 심해진 저는 민간요법, 침, 뜸, 한약 등으로 치료법을 바꾸었습니다. 그때 가장 많이 들었던 말은 시기를 놓쳐 힘들다는 말이었습니다. 밤낮으로 계속되는 심한 통증은 삶을 포기하고 싶도록 저를 힘들게 했습니다. 끝이 보이지 않는 절망감으로 저는 제 자신을 자해하기도 했습니다. 게다가 성격까지 바뀌어 우울증, 불면증으로 약을 먹어야 잠을 잘 수 있었습니다. 1981년도에 찍은 X-선 검사에서 뼈에 이미 변형이 왔다는 말을 듣고 저의 절망감은 최고조에 달했습니다.

이 시기에 절망이란 어둠에 갇혀 있는 저를 일으켜 세워 준 것은 종교였습니다. 몸은 깨진 그릇 같았지만 마음만은 평안을 누리게 되었습니다.

1985년에 찾아간 정형외과에서 큰 효과를 기대할 수 없어 수술을 권하지 않겠다는 말에 아예 수술을 포기한 채 약국에서 약을 사 먹으며 지냈습니다. 제 자신을 방치했다는 것이 더 맞는 말이 되겠죠. 그렇게 많은 시간이 지난 후에 1999년 여름, 스테로이드계 약의 복용을 끊어야겠다는 생각에 무리하게 약을 끊으려고 하던 저는 심한 금단현상으로 입원을 했습니다. 그 때 류마티스 내과 선생님을 만나게 되어 금단현상 없이 약을 끊게 되었고, 지금까지 많은 도움을 받고 있습니다. 1999년 12월에는 무릎 인공관절 수술도 받았고 지금은 예쁘게 잘 걸어 다닙니다. 지금 긴 투병으로 혹은 심한 통증으로 낙심하고 계신 분이 있다면 희망을 갖고 힘을 내세요. 우리가 잠들어 있는 시간에도 의학은 꾸준히 계속 발전되고 있으니까요.

할 수 없는 것에 낙심하기보다는 할 수 있는 것이 있다는 사실에 감사하며 살고 있습니다.

 환자 수기 : 나는 이렇게 좋아졌다

제 나이 43세. 어느 봄날 오른쪽 다리가 부어오름을 느꼈습니다. 친구들에게서 병원에 가면 물을 뽑는다는 말을 듣고 너무 무서워서 한 달 가량을 그냥 참고 지내다가 도저히 참을 수가 없어서 집 근처 정형외과에 갔습니다. 그 병원에서는 검사를 해본 후에 류마티스 관절염이라고 하면서 물을 빼고 며칠 분의 약을 지어 주었습니다. 그러나 약 1개월 후 또 다시 다리가 부어 물리치료와 주사로 치료를 받으며 지냈습니다. 몇 년이 지난 1993년 11월말 경, 손이 무거운 실장갑을 낀 것 같은 모양으로 부어올랐고 온몸은 가눌 수 없어졌습니다. 발도 부어올라서 다시 전에 다니던 정형외과에 입원을 하였습니다. 그 때에는 직장에 다니던 때라 얼른 나아서 다시 출근해야 된다는 생각뿐이었는데 다행히도 입원 5일 만에 부기가 빠지고 몸이 가벼워지면서 손도 자유롭게 쓸 수 있게 되었습니다. '아! 역시 병원이 최고구나' 하면서 좀 더 쉴 겸 보름 후에 퇴원했습니다. 그런데 퇴원한 지 3일 만에 또 다시 몸이 터질 것처럼 부어올랐습니다. 실망스러운 마음을 누른 채 전문 병원을 찾아갔지만 입원을 거절당해 다시 다니던 병원에 입원을 했습니다. "선생님만 믿습니다. 저 좀 살려주세요."

그러나 저의 믿음은 무지였습니다. 제가 몇 년 동안 다녔던 병원은 정형외과적인 치료만 했던 것입니다. 제 병을 다스릴 수 있는 전문 치료 기관을 추천해서 권고만 해주었던들 이렇게까지는 되지 않았을 텐데 하는 자괴감이 들었습니다. 그래서 "선생님, 왜 저를 대학병원으로 보내 주시지 않고 잡고만 계세요? 섭섭합니다." 하고 원망 섞인 말을 했지만 선생님께서는 "아마 대학병원에서는 항암제 같은 것으로 치료를 한다지? 그러나 나을 수가 있나?" 라고 하셨습니다. 너무 괴로웠습니다. 그렇다고 그 선생님만을 원망할 수는 없었습니다. 1994년 3월, 선생님의 의뢰로 제가 처음으로 대학병원에서 진찰을 받게 되었습니다. "선생님 저 좀 살려주세요. 저를 걸을 수 있게 해주세요." 하고 호소하니 선생님께서는 "조금만 있으면 걸을 수 있을테니 걱정하지 마세요. 꾸준하게 치료만 받으면 좋아질 것입니다."

선생님의 이 한마디에 저는 위안을 삼고 전문적인 치료를 시작하게 되었습니다. 약을 정성껏 먹었지만 몇 달 동안은 몸에 열이 심해서 아침에는 음식을 먹을 수도 없었고 자리에서 일어나기조차 힘들었습니다. 약을 먹어도 고통이 너무 심해서 몸부림치기도 했습니다. 그래도 그동안 제대로 관절염 치료를 받지 못하고 낭비한 시간이 아까워서 병원에서 처방하는 대로 약을 꾸준히 먹은 결과 하루가 다르게 몸의 상태가 좋아지는 것을 느낄 수가 있었습니다. 그 후 꾸준히 치료를 해온 결과 10년이 지난 지금은 약간의 통증만 있을 뿐 원하는 음식도 먹을 수도 있고 가고 싶은 곳도 마음대로 갈 수가 있습니다. 주위에서 말해준 류마티스 관절염에 좋다는 수많은 민간요법에 현혹되지 않고 병원치료만을 꾸준하게 해온 결과가 아닌가 하는 생각이 듭니다. 요즘에도 저는 민간요법을 믿지 말라는 병원의 홍보대사인 것처럼 의사 선생님의 처방을 굳게 믿으며 치료를 받고 있습니다. 가끔은 끝이 없는 저의 투병생활에 짜증이 나고 우울해지기도 하지만 걷지도 못했던 예전의 저의 모습을 떠올리며 감사하며 지냅니다.

CHAPTER | 04

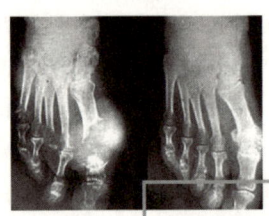

A　　　　R

- 혈액 검사에서 요산수치가 높으면 통풍인가?
- 엄지발가락이 아프면 통풍인가?
- 통풍은 신장의 상태를 나빠지게 하는가?
- 피부에도 통풍이 나타나는가?
- 통풍 약을 먹어도 계속 아픈데 어떻게 통풍을 치료해야 하는가?
- 통풍은 아플 때만 약을 먹어도 되는가?
- 통풍 환자가 피해야 하는 약물은 무엇인가?
- 여자도 통풍에 걸리는가?
- 통풍 때문에 관절에 혹이 생겼다는데 수술해야 하는가?
- 통풍 환자가 먹지 말아야 하는 음식은 무엇인가?
- 통풍이 있는데 술을 먹어도 되는가?

CHAPTER 04

관절염을 일으키는
질병 1, **통풍**

04

Q) 혈액 검사에서 요산수치가 높으면 통풍인가?

요산은 퓨린이라고 하는 천연화합물의 최종 분해산물이다. 영장류를 제외한 다른 동물은 요산분해효소를 가지고 있지만 사람은 요산을 더 이상 분해하지 못한 상태로 소변으로 배설하게 된다. 혈중 요산수치가 남자의 경우 7mg/dL 이 넘을 때, 여성의 경우 6mg/dL이 넘을 때 고요산혈증이라고 한다. 성인 가운데 약 10%는 일생 동안에 적어도 한 번 정도는 혈중 요산의 정상범위를 넘는 것으로 알려져 있을 정도로 흔한 검사수치 이상이다. 하지만 이러한 검사이상은 증상이 없는 경우가 더 많으며 이를 무증상 고요산혈증이라고 한다. 대부분의 경우 고요산혈증은 일상생활을 하는데 문제가 없지만 일부에서는 높은 농도의 혈중 요산으로 요산의 결정체가 형성되어 여러 조직에 침착하는 상태가 10~20년간 지속된 후 여러 유발 인자에 의해서 관절염이나 신장결석 등의 증상이 나타난다. 한 연구에 따르면 혈중 요산이 7mg/dL 미만인 경우 통풍의 연간 발생률은 0.1%, 7~8.9mg/dL의 경우 0.5%, 9mg/dL 이상의 경우 4.9%

라고 한다. 따라서 대부분의 경우 고뇨산혈증은 증상이 없으면 치료를 하지 않으며 통풍으로 인한 증상이 나타난 경우에만 치료를 해야 한다. 무증상성 고뇨산혈증이 흔하므로 관절염이 통풍 때문에 생긴 것인지를 확인하기 위해서는 혈중 요산 검사가 아니라 관절액 내에 요산 결정체를 확인하는 것이 필요하다. 그리고 요산수치가 높다는 것은 신부전과 같은 내과적 질환이 있다는 신호일 수 있고, 요산수치가 높은 경우 비만·고혈압·당뇨 등의 성인병 발생 위험이 높아지므로 동반된 질환이 있는 지를 평가할 필요는 있다.

Q) 엄지발가락이 아프면 통풍인가?

급성 통풍관절염이 생기면 관절이 갑자기 붉게 부어오르면서 심한 통증이 일어난다. 발가락 관절에 통풍관절염이 올 경우에는 걷기도 힘들 만큼 심한 통증을 일으킨다. 통풍관절염의 급성 발작은 대부분 평소에 안 하던 운동을 무리하게 하는 경우, 과음이나 과식한 후, 또는 다른 질병으로 병원에 입원하거나 수술을 받은 후 잘 생긴다. 이러한 급성 통풍관절염은 약 5일에서 10일이 지나면 저절로 좋아지게 된다. 그 후에는 아무런 증상 없이 지내다가 다시 급성 발작이 반복하여 나타나게 된다.

통풍관절염의 초기에는 약 85~90%가 하나의 관절에 급성 관절염의 형태로 나타나며, 주로 엄지발가락·발목·무릎 등 하지의 관절에 흔히 발생한다. 특히 엄지발가락의 관절은 전체 통풍관절염 환자의 90% 이상에서 나타나기 때문에 가장 특징적으로 통풍관절염이 생기는 관절 부위라고 할 수 있다. 그 이유는 확실치 않으나 온도가 낮을수록 요산 결정이 잘 형성되므로 체온이 낮은 부위에 잘 발생하는 것이 아닌가 생각되고 있다.

하지만 엄지발가락 관절이 아픈 원인으로 통풍만 있는 것이 아니다. 엄지발가락 관절에도 다른 관절염이 생길 수 있고 엄지발가락 가쪽 휨증과 같은 발가락의 변형도 통증의 원인이 될 수 있다. 따라서 엄지발가락 관절이 어떻게 아픈지, 동반된 다른 증상은 무엇인지 등을 따져야 통풍관절염인지를 정확하게 진단할 수 있다.

Q) 통풍은 신장의 상태를 나빠지게 하는가?

통풍은 관절염 증상이 가장 흔하지만 신장에 요산 결정체가 침착하여 급성 또는 만성적으로 신장 기능이 나빠질 수 있다. 하지만 급성 신부전증이 발생하는 드문 경우를 제외하고는 대부분 긴 시간에 걸쳐 신장 기능이 떨어지며 통풍 자체만으로 혈액투석을 해야 할 정도로 심한 장애는 흔치 않다. 이러한 신장 기능 장애를 요산염콩팥병증이라고 하는데, 반대로 신장에 문제가 생겨 신부전이 발생하면 2차적으로 통풍이 나타나기도 한다.

또한, 소변 속에 요산의 배출이 많은 때는 신장이나 요로에 돌이 생겨 갑작스럽게 옆구리나 하복부에 통증이 일어나고 소변에 피가 섞여 나올 수 있으며, 때로는 아무 증상 없이 소변을 볼 때 돌이 빠져나오기도 한다. 이러한 신장의 돌 때문에 신장 기능이 갑자기 나빠지기도 한다.

그런데 통풍관절염에서 관절염 증상이 있을 때만 비스테로이드성 항염제로 관절염을 치료하면 고뇨산혈증으로 인하여 혹은 비스테로이드성 항염제의 부작용으로 인하여 신장 기능이 나빠질 수 있고 통풍과 연관된 당뇨 및 고혈압에 의한 2차 합병증으로 신장 기능이 점차 나빠지는 경우도 있다.

Q) 피부에도 통풍이 나타나는가?

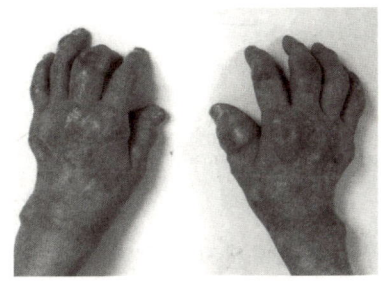

손가락과 손등에 있는 통풍결절

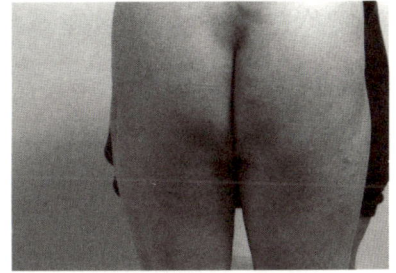

엉덩이 피부에 있는 통풍결절

통풍관절염을 치료하지 않고 오래 놓아두면 요산 결정체가 덩어리를 이루어서 피하조직에 침착하여 딱딱한 혹과 같은 모양을 가지게 된다. 이런 혹이나 결절은 귓바퀴를 비롯한 신체 어느 부위에도 발생할 수 있다. 심지어 심장의 판막에서도 통풍결절이 발견된 경우가 있다. 또한 이런 결절이 관절 내에도 존재하기 때문에 만성적인 관절증상이 나타난다.

> Q) 통풍 약을 먹어도 계속 아픈데 어떻게 통풍을 치료해야 하는가?

통풍을 치료할 때에 사용하는 약물은 흔히 2가지 종류로 나눌 수 있다. 바로 급성 통풍관절염의 증상 조절에 사용하는 약물과 혈중 요산수치를 조절하기 위하여 사용하는 약물이다. 급성 관절염이 있을 때는 관절염을 가라앉히기 위하여 비스테로이드성 항염제나 콜키친을 흔히 사용하고 필요에 따라 부신피질호르몬을 이용하기도 한다. 이러한 약제는 반복적인 증상을 일으키는 근원인 고뇨산혈증을 조절하지 못한다. 그래서 고뇨산혈증을 조절하는 약물을 사용하게 된다. 이러한 약물로는 알로퓨리놀, 벤즈보로마론, 프로베네시드 등이 있으며 요산 형성을 억제하거나 신장으로의 요산 배설을 증가시켜 혈중 요산 농도를 낮추게 된다. 이러한 약제를 이용할 때는 혈중 요산이 결정체를 만들지 않는 목표 농도(혈중 요산 6mg/dL 이하)까지 낮추어야 한다. 따라서 급성 관절염을 조절하기 위한 약물을 증상이 있을 때만 복용하면 증상이 재발하는 것을 막을 수 없고 고뇨산혈증을 조절하는 약물을 매일 복용하더라도 목표 농도를 유지하는 용량을 복용하지 않으면 재발을 막을 수 없다. 또한 관절염 증상이 남아 있을 때 고뇨산혈증을 조절하는 약을 복용하는 잘못 알려진 치료법을 사용하면 오히려 기존의 관절염이 오래 계속되거나 새로운 관절염이 생길 수 있다.

통풍성 관절염이 있을 때는 고뇨산혈증을 조절하는 약물치료를 새로 시작하거나 용량을 변화시키지 않아야 한다. 그리고 관절염 증상이 없을 때 고뇨산혈증을 조절하는 약물치료를 시작하더라도 목표 농도에 안정적으로 도달할 때까지 오히려 관절염이 더 많이 재발할 수 있으므로 이 기간 동안은 관절염의 발작을 예방하는 약물을 같이 사용하는 것이 원칙이다.

Q) 통풍은 아플 때만 약을 먹어도 되는가?

정확한 원인이 알려져 있지 않은 원발성 통풍인 경우에는 원인을 제거하는 것은 불가능하지만 정기적인 약물 투여로 혈중 요산을 조절하면 정상적인 생활을 할 수 있다. 그러나 관절염 증상이 있을 때만 약물을 복용하면 통증은 가라앉지만 병이 서서히 진행하여 합병증으로 고생하게 된다. 관절염 증상이 있을 때만 비스테로이드성 항염제를 복용하면 비스테로이드성 항염제의 부작용으로 인하여 신장 기능이 나빠질 수 있고 관절의 손상이 진행하는 것을 막을 수 없다. 따라서 통풍이라는 진단을 받고 요산 농도를 조절하여야 할 정도의 증상이 있는 경우에는 장기적인 치료를 해야 한다. 통풍의 장기적인 치료는 요산 농도를 조절하는 것으로 알로퓨리놀, 벤즈보로마론, 프로베네시드 등 요산 형성을 억제하거나 신장으로의 요산 배설을 증가시켜 혈중 요산 농도를 낮추는 약물을 복용하는 것이다. 하지만 모든 환자가 이러한 약물이 필요한 것은 아니며 요산 농도를 조절하는 장기적인 치료가 반드시 필요한 경우는 다음과 같다.

① 현재 신장결석이 있거나 과거에 신장결석이 있었던 경우
② 피부에서 통풍결절이 발견되는 경우
③ 통풍 관절염이 1년에 2~3회 이상 재발하는 경우
④ 관절 X-선 검사에서 통풍 관절염에 의한 관절 손상이 확인된 경우

Q) 통풍 환자가 피해야 하는 약물은 무엇인가?

많은 종류의 약물이 혈중 요산수치에 변화를 줄 수 있는데, 가장 흔히 접하는 약물은 이뇨제, 저용량의 아스피린, 항결핵약제로 이들 약물들은 요산 수치를 증가시키고 요산 농도를 조절하는 약물의 효과를 떨어뜨려 관절염이 재발할 수 있다. 하지만 이러한 약물이 치료에 필요한 경우라면 통풍이 있다고 해도 금기가 되는 것은 아니다. 그런데 통풍 환자에서 요산 농도를 조절하기 위하여 사용하는 알로퓨리놀의 경우 아자치오프린이나 사이클로스포린이라는 면역억제제의 혈중 농도를 올릴 수 있고 항응고제인 와파린의 작용시간을 늘릴 수 있으므로 이런 약제를 복용하는 환자는 의사에게 반드시 알려야 한다.

Q) 여자도 통풍에 걸리는가?

통풍은 중년 남자가 잘 걸리는 질병으로 알려져 있으며, 통풍 환자의 남녀비는 9 : 1 정도이다. 이러한 성별 차이를 일으키는 원인 중의 하나는 여성호르몬에 의해 요산이 소변으로 배설되는 것이 늘어나기 때문이다. 여성호르몬의 영향으로 여성들의 경우 주로 폐경기 이후에 통풍에 잘 걸린다. 현재 폐경 후 여성호르몬의 사용이 줄고 있는 추세이므로 폐경기 여성에게서 통풍 발생은 늘어날 것으로 예측되고 있다. 통풍 증상이 나타날 때까지는 수년 이상이 걸리므로 폐경 직후에 발생하기보다는 주로 60세 이후의 늦은 나이에 발생하며 신장 기능에 이상이 있거나 고혈압으로 이뇨제를 사용하는 경우가 많다. 피부에 발생하는 통풍결절이 좀 더 흔한 것을 제외하고 여성에게서 발생하는 통풍의 증상은 남자와 비교하여 큰 차이가 없다.

> Q) 통풍 때문에 관절에 혹이 생겼다는데 수술해야 하는가?

요산 결정체가 피부에 침착하여 생기는 통풍결절이 흔히 생기는 부위는 귓바퀴, 팔꿈치 관절 주위, 무릎 관절 주위, 손가락 및 발가락 관절 주위 등이다. 손이나 발 부위의 피부에 통풍결절이 생기는 경우 관절이 파괴되어 관절의 변형이나 기능 장애를 유발할 수 있고, 때로는 피부가 손상되어 분필가루 같은 요산 결정이 흘러나와 세균 감염을 일으키기도 한다. 하지만 일반적으로 통풍결절은 증상을 일으키지 않으므로 관절 기능에 이상을 일으킬 정도로 매우 크기가 큰 경우나 세균 감염이 동반된 경우에서만 통풍결절에 대한 수술적 치료가 도움이 된다. 혈중 요산을 조절하는 약제를 꾸준히 복용하면 통풍결절도 점차 흡수되어 없어지는데, 혈중 요산 농도를 낮게 유지할수록 통풍결절의 크기가 작아지는 속도는 빨라진다. 또한 특정 부위의 통풍결절을 수술로 제거한다고 해도 혈중 요산 농도를 조절하지 않으면 재발하거나 다른 부위의 통풍결절이 합병증을 일으키므로 수술을 하든 안 하든 통풍결절이 있으면 반드시 약물치료를 해야 한다.

> Q) 통풍 환자가 먹지 말아야 하는 음식은 무엇인가?

요산은 퓨린이라는 핵산물질의 대사과정에서 발생하는 부산물로 퓨린이 많이 들어 있는 음식물을 너무 많이 먹으면 체내 요산이 증가하게 된다. 쇠고기, 돼지고기, 닭고기, 콩, 생선류, 굴, 게, 시금치, 버섯류, 멸치, 육류의 내장(쇠간, 콩팥 등), 생선알, 정어리, 마른 오징어 등은 퓨린이 많이 함유된 식품이다. 그러므로 요산을 줄여야 하는 통풍 환자에게는 퓨린이 많은 음식을 제한하는 식이요법이 권장된다.

최근에 발표된 역학연구에서 육류나 생선의 과도한 섭취는 혈중 요산을 증가시키는 것으로 확인되었지만 오히려 유제품의 섭취는 혈중 요산을 억제하고, 퓨린이 많이 함유된 채소의 섭취는 통풍 발생과 연관이 없는 것으로 보고하여 기존에 권고하는 식이요법과 다소 다른 결과를 보고하였다. 또한 이러한 식이요법의 효과는 우리가 생각하는 것보다 적은데, 이는 음식으로 섭취하는 퓨린보다는 우리 몸에 이미 존재하는 퓨린의 양이 훨씬 더 많기 때문이다. 아무리 식사를 잘 조절하여도 혈중 요산수치가 1mg/dL 이상 감소하지 않는데, 대부분의 통풍 환자는 요산수치를 2~3mg/dL 이상 줄여야 목표수치에 도달하게 된다. 따라서 치료를 해야 하는 통풍 환자에서 식이요법이 약물을 대신할 수는 없으며, 식이요법을 평생 지속한다는 것도 쉬운 일이 아니다. 따라서 지나치게 식이요법을 강조할 필요는 없고 다만 통풍의 식이요법에서 가장 중요하고 쉽게 실천할 수 있는 것은 첫째는 체중을 줄여 이상체중을 유지하는 것, 둘째는 술을 마시지 않는 것, 셋째는 물을 충분히 마시는 것이다.

Q〉 통풍이 있는데 술을 먹어도 되는가?

　술을 마시지 않는 것을 원칙으로 삼아야 한다. 왜냐하면 술은 혈중 요산의 합성을 증가시키고 소변으로 배설되는 것도 억제해서 급성 발작의 발생률을 증가시키기 때문이다. 최근의 한 연구에 따르면 음주를 하는 사람은 음주량에 따라 통풍 발생률이 증가하는데, 매일 50g 이상의 에탄올(25도 소주 한 병에는 72g의 에탄올이 들어 있음)을 먹으면 술을 마시지 않는 사람에 비하여 통풍에 걸릴 비율이 약 2.5배 증가한다. 그런데 양주나 소주보다는 맥주를 먹을 때 그 위험도가 더 증가하지만(하루 350ml 정도의 맥주를 먹으면 약 1.5배 증가함), 포도주는 위험도를 증가시키지 않는 것으로 보고되고 있다. 이것은 맥주에 들어 있는 퓨린 함유량이 다른 술에 들어 있는 퓨린의 양보다 많기 때문이다.

CHAPTER | 0 5

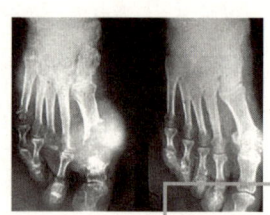

A   R

- 허리가 너무 아파서 검사를 받았는데 허리 MRI 검사 결과는 정상
- 강직성 척추염으로 인한 허리 통증은 보통의 허리 통증과 어떻게 다른가?
- 강직성 척추염을 치료하지 않고 내버려두면 어떻게 되는가?
- 발목과 무릎, 손가락에 관절염이 있는데 류마티스 관절염이 아니고 강직성 척추염이라고 한다. 강직성 척추염이란 무엇인가?
- 강직성 척추염을 앓으면 앞가슴과 발뒤꿈치도 아픈가?
- 강직성 척추염을 앓을 경우 합병증이 눈에도 있는가?
- 강직성 척추염은 어떻게 진단하는가?
- 강직성 척추염을 일으키는 원인은 무엇인가?
- 여성도 강직성 척추염에 걸리는가?
- 강직성 척추염은 건선관절염과 어떻게 다른가?
- 척추관절염과 강직성 척추염과 어떻게 다른가?
- 강직성 척추염은 자녀들에게도 유전되는가?
- 강직성 척추염에 걸리면 신체 장애가 생기는가?
- 강직성 척추염을 약물로 치료할 수 있는가?
- 강직성 척추염에 쓰는 새로 나온 약물로 어떤 것이 있는가?
- 강직성 척추염 환자는 어떻게 생활하는 것이 좋은가?
- 강직성 척추염은 수술로 완치될 수 없는가?

CHAPTER 05

관절염을 일으키는 질병 2, 강직성 척추염

CHAPTER 05

관절염을 일으키는
강직성 척추염

> **Q)** 허리가 너무 아파서 검사를 받았는데 허리 MRI 검사 결과는 정상

대부분의 사람들이 일생에 한 번 이상은 허리가 아픈 경험을 한다. 허리 통증의 90%는 '기계적인 원인'에서 발생한다. 즉 허리를 다쳤거나 무리하게 사용한 경우, 허리 뼈나 근육의 구조적인 손상이나 변형이 허리에 통증을 일으킨다. 그러나 허리 통증의 10%는 기계적이지 않은 원인에 의해서 일어난다. 다시 말해서 본인이 느끼지는 못하더라도 전신적인 질환과 연관되어 허리 통증이 생기는 경우인데, 수십 가지의 질환이 여기에 포함된다. 그 중에서 강직성 척추염이 그 대표적인 예라고 할 수 있다.

허리에 통증이 있을 때, 허리를 구성하는 해부학적 구조물에 이상이 있는지, 또는 그 이상 수술을 할 정도로 심각한지를 평가하기 위해 의사들은 X-선 검사나 CT, 또는 MRI 같은 영상 검사를 하기도 한다. 예를 들면, 우리들이 흔히 디스크라고 알고 있는 척추의 추간판탈출증이 그런 검사에서 발견되기도 한다. 그러나 MRI는 매우 민감한 검사여서 임상적으로 의미가 없을

수 있는 이상을 발견하기도 하는데, 그런 경우 그것이 환자의 허리 통증의 원인인지에 대한 판단은 의사의 진찰과 의학적 결정에 달려 있다.

일반적으로 허리 MRI와 같은 영상 검사에서 허리에 통증을 일으키는 원인을 발견할 수 없다면 기계적이지 않은 원인을 생각해 봐야 한다. 그 중에서도 45세 이전에 생긴 만성적인 허리 통증이나 운동을 하면 통증이 없어지는 허리 통증이라면, 강직성 척추염과 같은 염증성 허리 통증을 일으키는 질환이 그 원인일 수 있다.

물론 강직성 척추염도 많이 진행된 경우는 허리 X-선 검사나 CT 또는 MRI에서 이상이 발견되기도 하지만, 질환의 초기에는 허리보다 아래 부위인 엉덩이의 천장관절(척추와 골반을 연결하는 관절)에 국한되어 증상이 나타나고 X-선 검사에서는 이상이 발견되지 않을 수도 있다. 이 경우는 골반 MRI가 진단에 도움이 될 수 있다.

그렇다고 허리 MRI가 정상이라고 하여 통증의 원인이 없는 것은 아니다. 거꾸로 허리 MRI의 이상이 현재의 허리 통증을 항상 설명할 수 있는 것도 아니다. 허리 통증의 진단에는 의사의 세심한 진찰과 판단이 가장 중요하다.

> Q) 강직성 척추염으로 인한 허리 통증은 보통의 허리 통증과 어떻게 다른가?

강직성 척추염은 척추, 즉 등뼈에 염증을 일으키는 관절염이다. 이로 인해 생기는 허리 통증은 강직성 척추염의 대표적인 증상이다. 강직성 척추염의 허리 통증은 보통의 허리 통증과는 달라서 '염증성 허리 통증'이라고 부르기도 한다. 허리 이외에도 엉덩이와 허벅지 뒤쪽에 통증이 생길 수 있으며, 뻣뻣한 증상으로 나타나기도 한다. 보통 사춘기 이후부터 중년 이전에 증상이 나타나기 시작한다.

증상은 금방 좋아지지 않고 3개월 이상 지속되는 것이 보통이지만, 증상이 호전되었다가 악화되고 다시 호전되는 과정을 반복하고, 증상이 약한 경우도 있어서 언제부터 허리가 불편했는지 기억하지 못하는 경우도 많다. 허리 통증과 뻣뻣함은 주로 아침에 심하고 운동이나 활동을 하면 줄어들며, 쉬거나 활동하지 않으면 다시 심해진다. 환자는 이러한 증상으로 잠을 설치기도 하며, 아침에 깨면 여기저기 불편함을 느끼게 된다. 허벅지 뒤쪽으로 통증이 옮겨지기도 하지만, 무릎 아래까지 내려오는 경우는 거의 없다. 기침을 할 때 가슴과 허리에 통증이 일어날 수도 있다.

> Q) 강직성 척추염을 치료하지 않고 내버려두면 어떻게 되는가?

강직성 척추염이 있는데 내버려두면 말 그대로 척추가 대나무처럼 연결되는 강직을 초래할 수 있다(사진 1). 그렇게 되면 모든 방향의 척추 운동이 어려워진다. 허리가 움직여지지 않고 등이 앞으로 굽으며 목도 움직이기 힘들어진다(사진 2).

가슴이 확장되지 않아 가벼운 운동에도 숨이 차게 된다.

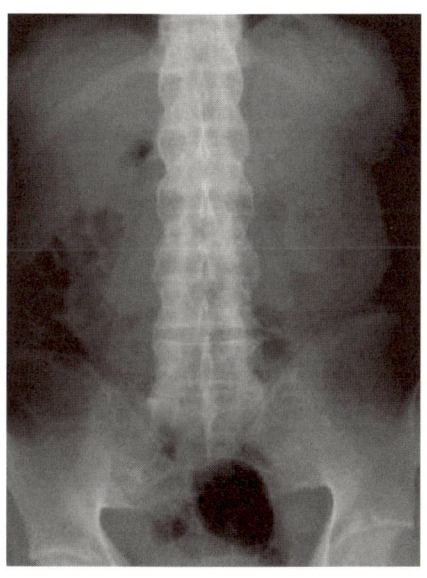

〈사진1〉 강직성 척추염이 있는 허리의 X-선 사진. 척추에 강직이 와서 대나무처럼 연결되어 있다.

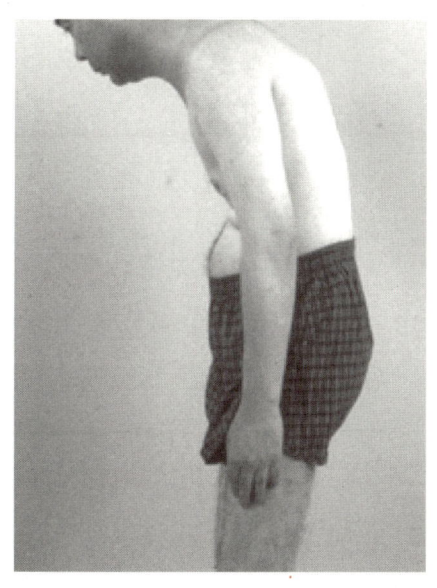

〈사진2〉 진행된 강직성 척추염. 척추의 강직으로 인해 자세가 앞으로 굴곡 변형되었다.

Q) 발목과 무릎, 손가락에 관절염이 있는데 류마티스 관절염이 아니고 강직성 척추염이라고 한다. 강직성 척추염이란 무엇인가?

강직성 척추염의 주요 증상은 허리를 포함한 척추 증상이지만, 팔다리 관절에도 관절염이 생길 수 있다. 이와 같은 팔다리 관절염은 강직성 척추염을 앓고 있는 환자의 절반 이상에서 나타난다. 주로 10대의 젊은 사람에게서 팔다리 관절의 증상과 함께 질환이 시작되는 경우가 많다. 무릎이나 발목에 가장 흔하게 관절염이 생기지만, 팔이나 손에도 관절염이 생길 수 있다. 이 경우 류마티스 관절염과 혼동되기도 한다.

Q) 강직성 척추염을 앓으면 앞가슴과 발뒤꿈치도 아픈가?

강직성 척추염의 특징 중에 하나가 종종 인대나 힘줄(건)이 뼈에 붙는 부위에 염증이 생기고 그로 인해 통증이 생기는 것이다. 발뒤꿈치나 앞가슴 뼈에는 여러 인대나 힘줄이 붙는데, 그 부위에 염증이 생겨 통증이 올 수 있다. 염증이 생기면 발뒤꿈치나 앞가슴의 특정한 부위를 누르면 아픈 것이 특징이다. 대개 병의 초기 증상으로 나타나지만 질환의 경과 중 언제라도 발생할 수 있다.

Q) 강직성 척추염을 앓을 경우 합병증이 눈에도 있는가?

강직성 척추염은 척추와 팔다리 관절에만 병을 일으키는 것은 아니다. 전신성 염증 질환으로 우리 몸의 여러 기관에서 염증을 일으킬 수 있는데, 대표적으로 눈의 포도막에 염증을 일으킬 수 있다. 이것을 포도막염이라고 한다. 포도막염이 생기면 눈이 아프고 시야 장애가 있다.

포도막염은 질환의 경과 중 언제라도 나타날 수 있다. 그래서 최대 20%의 환자에서 나타나고, 60%에서 재발한다. 반복적으로 포도막염이 생기면 녹내장이나 시력 상실과 같은 무서운 결과를 초래할 수 있으므로 눈의 합병증이 의심이 될 경우 반드시 안과 진찰과 치료를 해야 한다.

드물지만 강직성 척추염의 합병증이 눈 이외에 폐나 심장, 신경계에 생기기도 한다. 폐의 상부에 결핵처럼 병변을 형성하기도 하고, 심장의 판막 기능 이상이나 부정맥을 초래하기도 한다. 척수 신경에 합병증이 생기면 방광이나 장 기능의 이상을 초래하기도 한다.

Q) 강직성 척추염은 어떻게 진단하는가?

진단과 관련하여 강직성 척추염의 가장 큰 특징은 천장관절의 염증이다. 앞에서 이야기한 특징적인 허리 증상과 함께 이런 관절 X-선상의 이상이 발견되면 강직성 척추염이라고 진단을 내리게 된다. 그러나 병이 초기이거나 증상이 약할 때는 관절 X-선 검사에서 천장관절의 이상이 뚜렷하지 않아 진단하기 어렵다. 또한 허리 통증은 매우 흔하기 때문에 환자와 의사 모두가 간과하기 쉬운 증상이다. 이런 이유로 강직성 척추염의 진단은 증상이 생긴 후 수년이 지나야 이루어지는 경우가 많았다.

그러나 최근에는 진단 기법의 발전과 MRI와 같은 영상 검사의 도입으로 강직성 척추염의 진단을 훨씬 빠른 시기에 할 수 있다. 의사는 환자의 증상과 병력, 혈액 검사 및 영상 검사 결과를 종합하여 강직성 척추염의 진단을 내리게 된다.

Q) 강직성 척추염을 일으키는 원인은 무엇인가?

척추관절염의 원인은 아직 정확히 밝혀져 있지 않다. 다만 지금까지의 연구 결과로는 유전적인 요인 또는 장내 세균 감염과 관련된 비정상적인 면역 반응이 병의 발생에 관여할 것으로 추측하고 있다.

Q) 강직성 척추염에서 유전자 검사는 무엇인가?

강직성 척추염에서 말하는 유전자 검사는 인간백혈구항원-B27(HLA-B27) 검사를 말한다. HLA-B27은 강직성 척추염 환자 가운데 90%에서 발견되는 유전자로서 강직성 척추염을 일으키는 주요한 역할을 하는 것으로 추정하고 있다. HLA-B27을 갖고 있으면 강직성 척추염이 발병할 가능성은 높아진다. 그렇다고 해서 모두 강직성 척추염인 것은 아니다. 건강한 사람에게서도 5%의 비율로 HLA-B27이 발견되기 때문이다. HLA-B27 검사는 일반적으로 강직성 척추염 진단의 보조적인 검사로 시행한다.

Q) 여성도 강직성 척추염에 걸리는가?

여성도 강직성 척추염에 걸린다. 과거에는 강직성 척추염 유병률의 남녀 비는 10~20:1로 보고되어 남성에게 주로 생기는 질병으로 알려졌다. 그러나 최근에는 남녀 비율을 2~3:1로 보고 있다. 최근의 HLA-B27 유전자표지를 이용한 추론 연구에서는 방사선학적 강직성 척추염의 유병률이 남녀가 같았다는 보고도 있다. 최소한 지금까지 알려져 왔던 것과는 달리 강직성 척추염이 여성에게도 드물지 않게 발병하고 있다는 것은 분명한 것 같다.

강직성 척추염의 발병 양상이 남녀간에 차이가 있는지는 아직은 논란거리가 있지만, 임상적으로 또는 방사선학적으로 큰 차이는 없는 것 같다. 그러나 평균적으로 남성에 비해서 여성이 경과가 더 양호하고, 남성의 경우 여성에 비해 관절 사진에서 척추나 고관절의 침범이 더 흔하게 나타난다.

> Q) 강직성 척추염은 건선관절염과 어떻게 다른가?

건선과 같이 생기는 염증성 관절염을 건선관절염이라고 한다. 건선관절염에는 여러 가지 유형이 있는데, 그 중에는 강직성 척추염 형태도 있다. 대부분의 강직성 척추염은 다른 질환이 없어도 생기지만(1차성 강직성 척추염), 가끔 건선과 같은 피부질환과 함께 생기는 경우도 있다(2차성 강직성 척추염). 건선이 숨어 있거나 건선의 증상이 심하지 않아서 모른 체 지나가거나 건선이 관절염 발병 이후에 발견되는 경우 건선관절염의 진단이 늦어질 수도 있다.

건선에 동반된 강직성 척추염의 경우 보는 관점에 따라 건선관절염이라고 말할 수도 있고, 강직성 척추염이라고도 말할 수 있겠다. 그러나 일반적으로 강직성 척추염이란 1차성 강직성 척추염을 의미하는 경우가 흔하기 때문에 위와 같은 경우는 건선관절염이라는 용어가 더 적합하다고 할 수 있다.

> **Q) 척추관절염은 강직성 척추염과 어떻게 다른가?**

척추관절염(또는 척추관절병증)이란 강직성 척추염 및 그와 유사한 질환들이 포함된 질환군을 말한다. 여기에는 강직성 척추염과 건선이나 염증성 장질환과 관련된 관절염, 여러 가지 감염 이후에 생기는 반응성 관절염, 어린이에게 생기는 척추염, 그리고 증상은 비슷하지만 어디에도 속하지 않는 미분화성 척추염 등이 포함된다. 앞에서 이야기한 대로 강직성 척추염으로 진단하려면 특징적인 허리 통증과 허리의 운동 범위 제한 및 X-선 검사에서 분명한 천장관절 이상이 보여야 한다. 강직성 척추염과 유사하지만 증거가 불분명하여 이 같은 강직성 척추염의 진단 기준을 만족하지 않는 경우, 또는 오히려 척추관절염의 다른 질환 범주에 가까울 때 의사는 척추관절염으로 진단할 수 있다.

> **Q) 강직성 척추염은 자녀들에게도 유전되는가?**

HLA-B27이 없는 사람은 강직성 척추염에 걸릴 가능성은 거의 없지만, HLA-B27 유전자가 양성이면 강직성 척추염에 걸릴 가능성이 높아진다. 부모나 형제 중에 강직성 척추염 환자가 없으면서 HLA-B27 유전자가 있는 사람은 강직성 척추염이 생길 위험도는 2% 정도이다. HLA-B27 유전자가 있고 부모나 형제 중에 강직성 척추염 환자가 있다면 강직성 척추염이 발병할 위험도는 20% 정도로 증가한다. 따라서 부모가 강직성 척추염이라고 하더라도 자녀에게 HLA-B27 유전자가 없다면 강직성 척추염이 발병할 가능성은 거의 없다. 또 자녀의 HLA-B27 유전자가 양성이더라도 강직성 척추염이 발병하지 않을 가능성이 80%로 더 높다. 그러나 강직성 척추염이 의심되는 증상이 있다면 조기 진단과 치료를 위해 류마티스를 진료하는 내과의 방문을 미루지 않는 것이 좋다.

Q) 강직성 척추염에 걸리면 신체 장애가 생기는가?

환자마다 질환의 중증도나 진행 속도에 차이가 있으며, 심각한 신체 장애는 강직성 척추염 환자의 일부에서 생긴다. 장기적인 추적 관찰 연구에 의하면 40%의 환자가 척추운동의 심각한 제한을 받는다. 심한 척추운동의 장애가 있는 사람들은 보통 10년 이내에 그런 장애가 초래되며 10년 이후에도 지속적으로 장애가 심해진다.

Q〉 강직성 척추염을 약물로 치료할 수 있는가?

　강직성 척추염을 근본적으로 완치시키는 약물은 아직은 없다. 그러나 운동을 하면서 비스테로이드성 항염제를 꾸준히 사용하면 허리의 통증과 뻣뻣함이 점점 줄어들어 정상적인 생활을 하는데 큰 문제가 없게 되고 척추의 변형을 방지하는데 도움이 된다. 비스테로이드성 항염제는 단순한 진통작용뿐만 아니라 염증조절작용을 하는 약제라는 것을 잊어서는 안 된다. 비스테로이드성 항염제에 반응이 좋지 않은 환자에게는 2차 약제로 설파살라진 또는 메소트렉세이트를 추가하여 쓸 수 있다. 비스테로이드성 항염제나 설파살라진, 메소트렉세이트는 위장관 부작용을 비롯한 다양한 부작용을 일으킬 위험성이 있는 약제이므로 반드시 담당의의 감독하에 복용하여야 하며 정기적인 진찰과 검사가 필요하다.

Q〉 강직성 척추염에 쓰는 새로 나온 약물로 어떤 것이 있는가?

　기존 약제에 반응이 없는 난치성 강직성 척추염에 쓸 수 있는 약물로는 종양괴사인자 차단제(TNF blocker), 살리도마이드, 파미드로네이트 등이 있다. 이 중에서도 최근에 널리 쓰이는 것은 종양괴사인자 차단제이다. 종양괴사인자는 중요한 염증매개 물질이므로 이것을 차단하면 관절염과 같은 염증반응을 조절할 수 있게 된다. 종양괴사인자 차단제는 현재 류마티스 관절염과 같은 다른 관절염을 치료할 때에도 효과적으로 쓰이고 있으며, 강직성 척추염의 치료에도 좋은 효과를 내는 것으로 알려져 있다.

종양괴사인자 차단제는 주사제이어서 피부 밑이나 혈관으로 약물을 주입해야 하므로 의료인의 처치와 도움을 받아야 한다. 아직까지는 가격이 매우 비싸서 강직성 척추염의 증상이 심하고 기존의 약물치료에 반응이 없는 일부 환자들에게만 의료 보험 혜택이 적용된다. 주사 부위의 부작용, 상기도 감염, 잠복 결핵의 발현과 같은 부작용도 일으킬 수 있으므로 이 약물의 사용과 관련해서는 담당 전문의와 상의를 해야 한다.

Q) 강직성 척추염 환자는 어떻게 생활하는 것이 좋은가?

첫째, 약물 복용과 함께 규칙적인 1일 운동이 중요하다. 운동은 증상을 낮게 하며 자세의 변형을 막는데 도움을 준다. 따라서 허리와 관절의 유연성을 유지하기 위한 체조와 스트레칭을 꾸준히 한다. 허리와 목을 강화시키는 운동은 자세를 유지하고 뻣뻣함을 줄이는데 도움이 될 것이다. 유산소 운동은 흉곽 운동을 유연하게 유지하는 데 필요하므로 수영을 규칙적으로 하는 것이 좋으며, 신체 접촉이 있는 운동은 피하는 것이 좋다. 운동은 갑자기 시작하지 말고, 통증이 없을 때 천천히 시작한다. 허리와 관절이 너무 뻣뻣하여 운동하는 것이 힘들게 느껴질 경우 따뜻한 물로 목욕이나 샤워를 하여 관절과 근육을 이완시킨 다음 운동을 하는 것도 좋은 방법이다. 증상이 악화되거나 척추 경직이 증가하면 특별한 물리치료가 필요하기도 한데 이것은 담당 의사와 상의한다.

둘째, 좋은 자세를 유지하는 것이 중요하다. 잠잘 때나 앉아 있을 때, 서 있을 때 항상 바른 자세로 있는 것이 척추와 관절이 원하지 않는 자세로 굳는 것을 예방하는데 도움을 준다. 고정기(brace)나 코르셋은 치료에 도움이 되지 않으므로 쓰지 말아야 한다. 잠은 딱딱한 바닥 위에서 다리를 굽히는 것보다 곧게 편 상태에서 자는 것이 좋다. 베개는 낮은 것이 좋고, 엎드려 자는 것도 좋다. 앉을 때에도 등을 곧게 편 상태로 앉는데 낮고 푹신한 의자는 좋지 않다.

셋째, 금연해야 한다. 강직성 척추염은 등뼈와 흉곽을 침범하여 폐 기능을 약화시킬 수 있다. 흡연은 강직성 척추염으로 인해 생길 수 있는 폐 기능 약화를 더욱 악화시킬 수 있으므로 금연해야 한다.

넷째, 이미 척추와 관절이 굳어서 움직이기 힘들다면 여러 가지 보조도구를 사용하여야 한다. 허리가 굽혀지지 않아서 도구를 사용하기 힘들면 그 도구에 긴 막대를 붙여서 사용할 수 있다. 목이 잘 움직여지지 않아 운전중에 백미러를 보기 힘들다면 특별히 큰 백미러를 적당한 위치에 단다. 목과 척추는 골절이 일어나기 쉬우므로 높은 곳에서 뛰어내리거나 척추에 충격을 주는 활동은 피해야 한다. 운전시에는 항상 안전벨트를 하고, 운전석 목받이의 높이를 잘 조정해서 사용해야 한다.

목의 굴곡과 신전 운동 ①

목이 뻣뻣해지는 증상을 낫게 하고 전후 움직임을 도와주며 흉곽 팽창과 어깨의 운동성을 좋게 한다.

- 얼굴과 목을 어깨 오른쪽으로 천천히 돌리고 잠깐 쉰다.
- 가운데쪽으로 천천히 돌린다.
- 얼굴과 목을 어깨 왼쪽으로 천천히 돌리고 잠깐 쉰다(각각 3초 동안 유지).
- 다시 천천히 가운데쪽으로 돌린다.

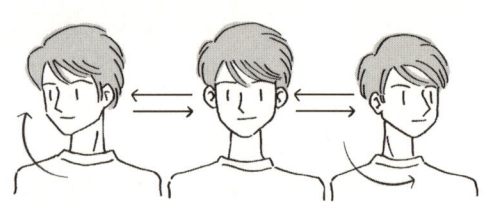

목의 굴곡과 신전 운동 ②

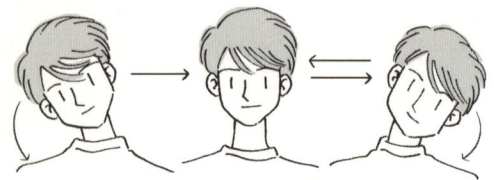

- 앞을 정면으로 보면서 귀가 어깨에 닿는 기분으로 목을 왼쪽 어깨쪽으로 기울인다.
- 잠깐 쉬고 목을 천천히 처음 위치로 놓는다.
- 귀가 어깨에 닿는 기분으로 목을 오른쪽으로 기울인다.
- 잠깐 쉬고 목을 천천히 처음 위치로 놓는다.

심호흡과 견관절 회전 운동

흉곽의 움직임을 좋게 하고, 어깨 관절의 움직임이나 근육이 뻣뻣해지는 것을 푸는 데 효과가 있다.

- 숨을 크게 들이쉬고 내쉬면서 그림과 같이 천천히 팔꿈치로 원을 크게 그리면서 어깨를 돌린다.
- 어깨를 반대방향으로 돌린다.

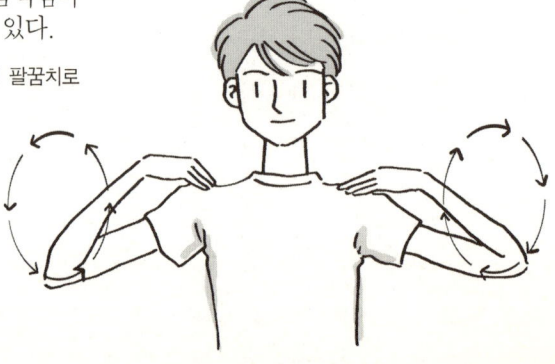

몸통 회전 운동

머리와 목을 돌려 뒤를 보는 것을 도와준다.

- 똑바로 앉아서 팔을 어깨 위치만큼 올린다.
- 그림처럼 천천히 어깨를 돌린다.
- 이때 눈은 돌린 쪽의 어깨를 본다.
- 반대쪽으로 실시한다.

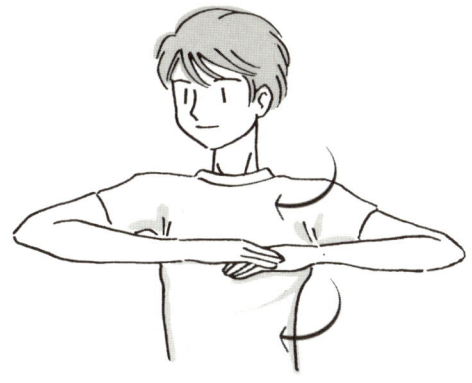

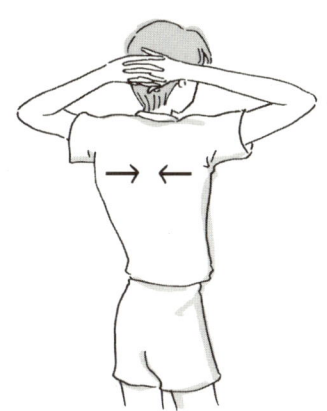

견갑골 운동 ①

- 똑바로 선다.
- 목 뒤로 손을 깍지 낀다.
- 양쪽 견갑골을 가운데로 민다.
- 5초간 힘을 유지한 후 천천히 힘을 뺀다.

견갑골 운동 ②

- 손을 내려 엉덩이쪽에서 깍지를 끼고 바로 선다.
- 팔꿈치를 편 채로 견갑골이 서로 가까워지도록 천천히 팔을 올린다.
- 5초간 힘을 유지한 후 힘을 빼면서 천천히 내린다.

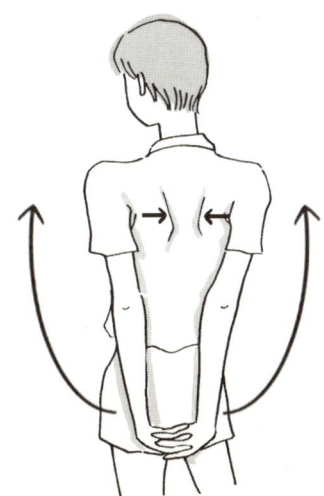

🍀 허리 유연성 운동 ①

허리와 옆구리의 유연성을 회복시켜 준다.

- 머리 위로 손을 뻗은 후 무릎을 굽히지 말고 허리를 굽혀 발가락쪽으로 손을 갖다대는 운동을 다섯 번 실시한다.

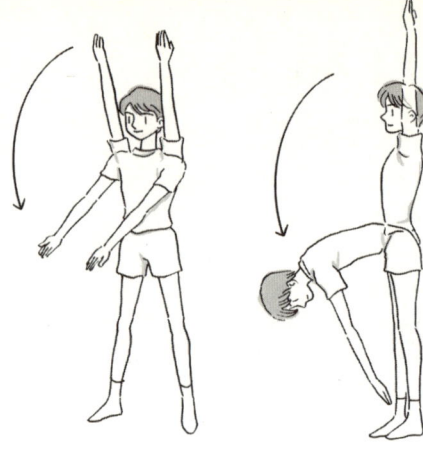

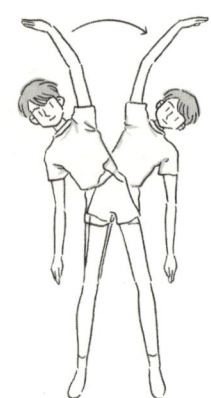

🍀 허리 유연성 운동 ②

- 왼손을 머리 위로 뻗고 굽히면서 팔을 오른쪽으로 굽힌다.
- 무릎은 펴고 발은 약간 벌린 채로 평행이 되게 두어야 한다.
- 방향을 바꾸어 실시한다.

🍀 허리 유연성 운동 ③

- 어깨 높이로 두 팔을 들어 앞으로 쭉 편 후 뻗은 팔을 오른쪽 뒤로 힘껏 돌리고 다시 가운데로 돌아온다.
- 이를 다시 한 번 반복하고 방향을 바꾼다.

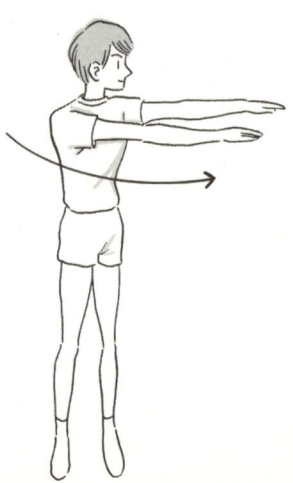

문을 이용한 흉근 운동

흉곽의 팽창성, 흉근의 유연성과 힘을 길러준다.

- 양손을 문짝에 대고 어깨와 머리, 허리는 고정한다.
- 양손을 밖으로 밀면서 몸통을 앞으로 내밀면 가슴근육이 펴지는 것을 느낄 수 있다.
- 머리, 허리, 어깨는 일직선상으로 고정한 상태에서 가슴을 약간 더 앞으로 내민다.
- 5초간 힘을 유지한 후 천천히 힘을 빼면서 처음의 자세를 유지한다.

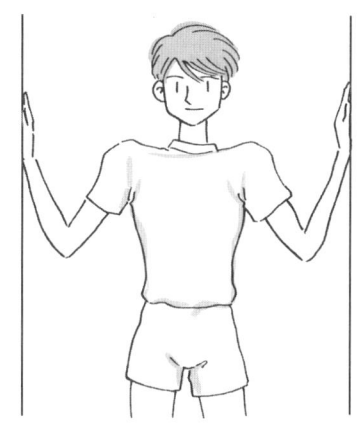

척추와 사지의 신전 운동

반듯하게 누워서 두 팔을 머리 위로 뻗을 수 있는 데까지 뻗어 준다. 발끝도 쭉 뻗어 준다.

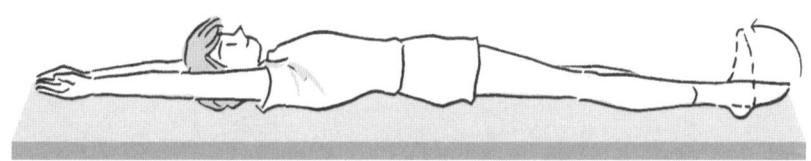

무릎 운동

누운 자세에서 한쪽 무릎을 굽혀 발꿈치를 엉덩이까지 끌어올린다. 반대편 다리도 같게 한다.

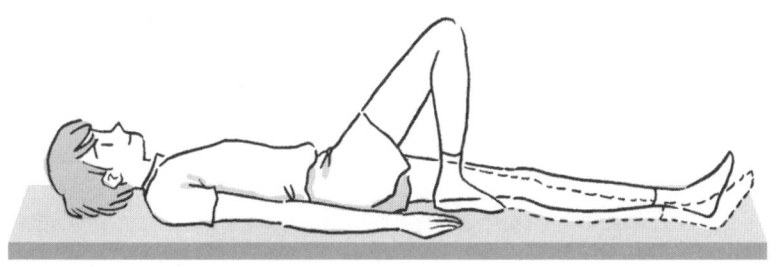

♣ 고관절 운동

누운 자세에서 한쪽 무릎을 손으로 가슴까지 끌어당긴다. 반대편도 같은 방법으로 한다.

♣ 척추, 무릎, 고관절의 유연성 운동

누운 자세에서 목과 등을 함께 굽히면서 손으로 한쪽 무릎을 끌어당겨 턱에 댄다. 반대편 무릎을 굽혀 도 된다. 반대편 무릎도 같은 방법으로 한다.

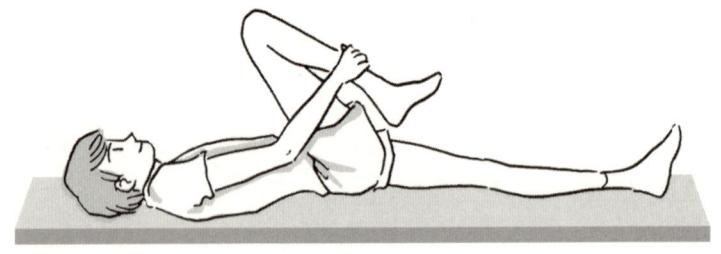

♣ 척추의 회전 운동

누운 자세에서 머리와 등은 바닥에 붙인 채 엉덩이와 무릎을 옆으로 굴려 무릎이 반대편 바닥에 닿도록 한다. 반대편도 같은 방법으로 한다.

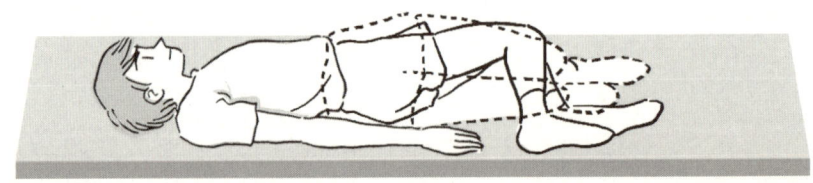

♣ 척추의 유연성 운동

엎드린 자세에서 고개를 숙이고 등을 있는 대로 구부린다. 셋을 센 후 고개를 쳐들고 최대한 등을 편다.

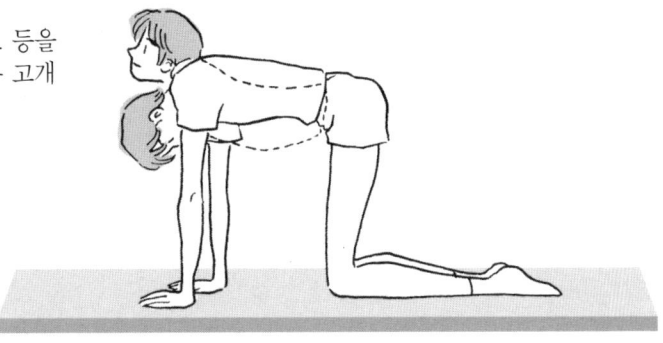

♣ 고양이 등 만들기

허리와 골반의 유연성을 회복시켜 준다.

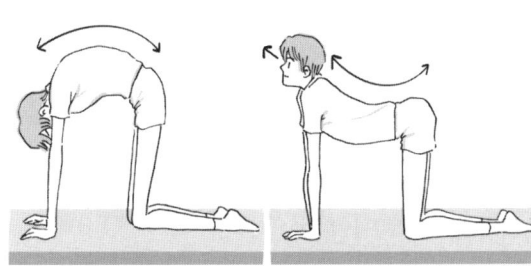

- 팔은 어깨 너비 정도로 벌리고 팔꿈치를 펴고 그림과 같이 무릎과 허벅지는 직각을 이루도록 바닥에 댄다.
- 목에 힘을 빼고 고양이 등처럼 등이 위로 가도록 구부린다.
- 등과 허리근육이 펴지는 느낌이 들도록 5초간 자세를 유지한다.
- 천천히 머리를 들고 엉덩이는 뒤쪽으로 내밀면서 등을 말안장 모양으로 만든다.
- 5초간 자세를 유지한 후 위와 같이 동작을 천천히 반복한다.

♣ 양쪽 무릎 가슴에 닿기

복근의 힘을 길러주고 척추의 운동성을 좋게 한다.

- 양 무릎을 세우고 누워 두 발은 바닥에 놓는다.
- 양손으로 양 무릎을 잡고 천천히 가슴쪽으로 당긴다.
- 머리를 무릎쪽으로 들어올려 몸을 가능한 둥글게 만든다.
- 천천히 머리와 다리를 바닥쪽으로 내려 처음 위치에 둔다.

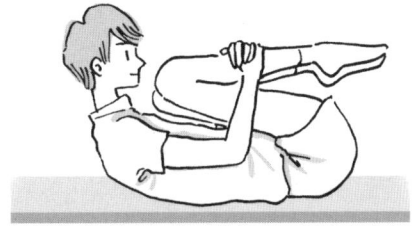

🍀 무릎과 종아리근육 운동

종아리근육의 힘을 길러준다.

- 벽에서 두 걸음 떨어져 서서 손을 벽에 댄다.
- 한 발을 앞으로 내딛는다.
- 양쪽 발뒤꿈치를 바닥에 대고 종아리근육이 펴지는 느낌이 들도록 무릎관절을 곧게 펴고 엉덩이를 벽쪽으로 민다.
- 10초간 유지한 후 힘을 뺀다.

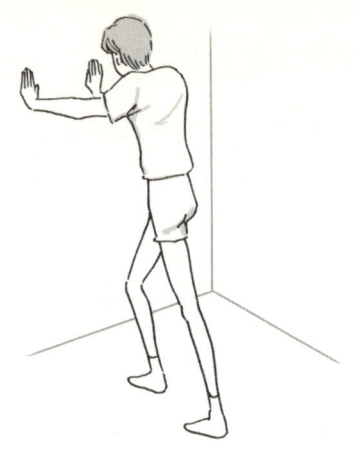

🍀 복근 강화 운동

복근을 길러주고 일어나는 동작을 쉽게 하도록 해준다.

- 무릎을 세우고 양팔을 내린 자세로 눕는다.
- 천천히 상체를 들어올리면서 양손이 무릎에 닿도록 가져간다.
- 5초 동안 힘을 유지한 후 천천히 상체를 내려 처음 위치로 놓는다.

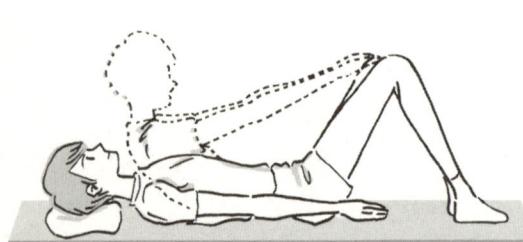

🍀 내측 무릎 힘줄 신전 운동

무릎관절 주위의 근육 및 허벅지의 힘을 길러준다.

- 머리 밑에 베개를 놓고 바로 눕는다.
- 양손으로 한쪽 무릎 뒤를 잡고 가슴쪽으로 당긴다.
- 다리를 들어 무릎관절을 쭉 펴고 무릎에 힘을 준다.
- 10초간 힘을 유지한 후 천천히 힘을 빼면서 다리를 처음 위치로 놓는다.

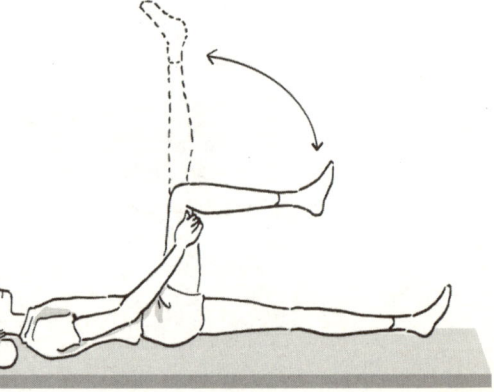

엉덩이 신전근 강화 운동

엉덩이 및 허벅지 근육을 강화시키고 서 있는 자세를 유지시켜 준다.

- 무릎을 곧게 펴고 엎드려 천천히 한쪽 다리를 엉덩이쪽으로 올린다.
- 5초 동안 자세를 유지한 후 천천히 다리를 내린다.
- 반대쪽 다리를 들어 교대로 실시한다.

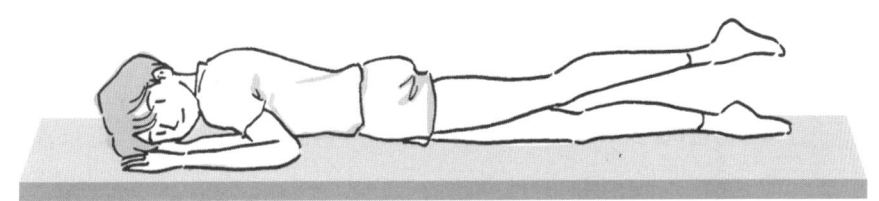

요추부 신전 운동

허리의 유연성을 길러 준다

- 팔꿈치를 굽혀 양팔을 어깨 높이로 놓은 후 엎드린다.
- 천천히 양손으로 바닥을 밀면서 상체를 들어올린다.
- 시선은 정면을 향하고 5초 동안 자세를 유지한다.
- 팔꿈치를 굽히면서 천천히 상체를 내린다.

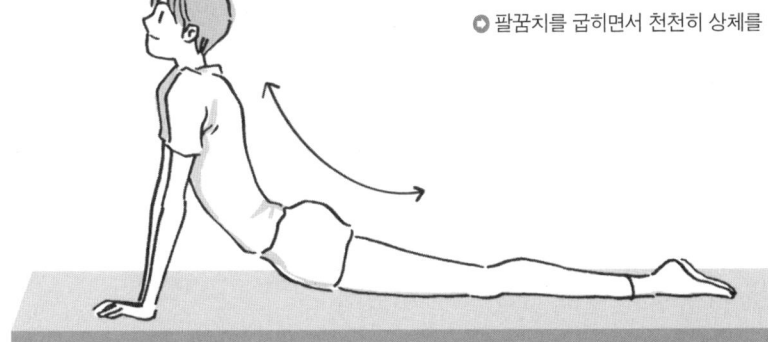

강직성 척추염은 수술로 완치될 수 없는가?

강직성 척추염은 전신성 염증 질환이기 때문에 수술로 완치되지는 않는다. 그러나 척추나 관절의 변형이 심하게 와서 일상생활에 큰 불편을 줄 때, 자세를 교정하고 일상생활을 좀 더 쉽게 하고자 할 때 수술을 고려하기도 한다.

척추 수술은 매우 위험하므로 이 경우 수술과 합병증에 관해 잘 알고 있는 외과의사의 평가가 먼저 이루어져야 한다. 강직성 척추염에서 고관절 침범이 일어나면 일상생활을 하기가 더욱 힘들어진다. 중증의 고관절 침범으로 일상생활에 고통이 심한 경우 고관절치환술이 도움이 될 수 있다. 무릎이나 발목 같은 팔다리 관절 중 하나에 심한 관절염이 있을 때 활막절제술이 도움이 되기도 한다.

환자 수기 : 나는 이렇게 좋아졌다

누구나 자기가 맨 십자가가 제일 무겁고 고된 줄 알지만, 세상은 넓고 사람은 많습니다. 저 역시 수년 동안을 투병하며 왜 많은 사람들 중에 나에게 이런 고통이 닥쳤는지 대상 없는 원망을 하곤 했었습니다. 한 달에 한 번 병원을 찾아가면 정말 생사를 넘나드는 고통을 겪으면서도 해맑게 가족들을 대하는 많은 환자들을 볼 때, 젊은 청년이 엄살은 아닌지 창피하기도 하고 과연 제가 투병기를 쓸 만한 자격은 있는지 제 자신에게 스스로 물어보기도 합니다. 저를 시작으로 수만에 달하는 강직성 척추염 환우들과 그 외의 모든 환자분들의 쾌유와 건강을 기도하며 부족한 솜씨로나마 글을 시작합니다.

"아아악!!"
운동장에 쓰러져 바라본 하늘은 당시의 내 아픔만큼이나 너무도 강렬했다.
눈이 부시도록 푸르던 1998년 5월 어느 날. 파릇파릇한 20대 초반의 열혈청년인 내가 투병의 무거운 짐을 지기 시작한 날이다.
학과대항 축구대회. 공격형 미드필더로 세 골을 넣으며 학과의 결승행에 일조한 나는 토목공학과와의 마지막 승부에서 뜻하지 않게 왼쪽 어깨가 빠지는 사고를 당했다. 나의 선두골을 지킨 우리 학과는 우승컵을 안았고, 그 기쁨에 우승의 주역인 나의 부상은 투혼이란 이름으로 더욱 빛났으며 나의 아픔 따위는 전혀 문제시되지 않았다. 선배의 도움으로 응급처치를 하고 냉찜질로 안정을 취한 나는 우승파티를 뒤로 하고 집에 돌아왔다.
젊은 혈기에 그냥 단순한 부상이려니 생각한 게 화근이었다. 주말을 넘기면서 통증이 심해졌지만 닷새가 넘어서야 병원을 찾았다. 근처에서는 알아준다고 소문난 개인병원에서 전기침과 물리치료, 약물치료를 받았지만 한 달이 넘도록 조금도 나을 기미가 보이지 않았다.
여름방학이 시작되고 수원에 있는 대학병원을 찾았을 때 어깨에 물이 찼다는 진단을 받았다. 의사선생님은 휴식과 안정이 필요하다며 복용약과 붙이는 약을 처방해 주었다. 의사선생님의 지시대로 어깨를 최대한 보호했으며 운동과 무리한 동작은 피하려 모든 노력을 기울였음에도 새해를 맞이할 때까지 통증은 전혀 줄지 않았고, 급기야 "차려" 자세로 서 있지조차 못했다. 지금도 서 있을 때에 팔을 꼬듯이 왼쪽 팔을 받치는 습관은 그 때 생긴 것이다.

다른 대학병원으로 병원을 바꿔 X-선 검사와 MRI 검사를 한 결과 선천적으로 잘 늘어나고 허약한 데다 인대가 많이 늘어났다는 말을 들었다. 약물치료와 재활치료를 병행하며 3학년 1학기를 보내던 차에 학기말부터 왼쪽 발목이 저리기 시작했다. 사소한 증상도 항상 보고하라는 재활의학과 선생님의 말씀대로 발목이 저리기 시작한 3일째에 말씀을 드렸다. 나는 사소한 일로 여겼지만 선생님의 표정은 무척 어두웠다.

"발목은 좀 더 지켜보자. 이상하네."

여전히 테라밴드를 이용한 어깨재활에만 힘썼을 뿐, 좀 더 지켜보자는 말씀 외에 발목에 대한 치료는 아직까지는 없었다.

여름방학 중간에 저림 증상은 왼쪽 엉덩이뼈까지 퍼졌고, 2학기가 시작될 무렵 저리던 발목이 끊어지듯이 아프기 시작했다. 아무 이유도, 과거에 발목을 다친 적도 없었기에 뜬금없이 찾아온 고통을 도무지 이해할 수 없었다. 걷는 것이 조금씩 힘들어지기 시작하더니 중간고사 기간 무렵부터는 500m 이상을 걸을 수가 없게 되었다. 3학년을 마치고 군대를 가려던 계획은 미룰 수밖에 없었고, 나흘 수업 중 이틀씩은 빠지기 일쑤였다. 허리에 문제가 있는 듯 하다는 임상 소견을 듣고는 계속 이 병원을 다녀야 하나, 바꿔야 하나 수없는 갈등을 했다. 돌이켜 보면 어리석은 짓이었나 싶지만, 아프게되면 초조해지기 마련 아닌가.

카이로프랙틱을 받고자 서울의 골관절계통으로 유명하다는 전문병원으로 발길을 돌렸다. 지금 생각해보면 계속 그 병원에서 치료를 했으면 어땠을까 후회가 되곤 하지만, 당시에는 담당선생님께서 외국으로 나가시게 되었고, 1년 이상 다녀도 증세가 호전되지 않던 터라 혹시나 하는 마음에 바꾼 기억이 난다. 검사 결과 허리신경이 눌렸다는 진단을 받고 겨울방학 기간 동안 카이로프랙틱을 받으며 어깨도, 다리저림도 많이 낫는 듯 했지만 발목 통증은 조금도 나아지지 않았다. 병원비도 많이 들던 터라 집안 살림에 조금이나마 도움이 되고자 1학년 방학 때 하던 학원강사직을 다시 알아보았지만 두 시간 수업에 한 시간도 채 서 있을 수 없었던 까닭에 사흘 만에 그만둘 수밖에 없었다.

대학교 1학년 때 입영 신체 검사에서 1급을 받은 터라 재검을 받기 전에는 현역을 가야 하는 상황이었다. 군대를 안 간다는 일이 당시 내 상식으로는 이해가 안 되었기에 공군이 육군보다는 육체적으로 덜 힘들다는 것을 알고 통원치료와 학교생활을 해가며 계속 준비(어깨 운동, 다리 운동)를 해왔지만, 공군의 신체 검사에서는 장거리달리기가 있었다. 기록이 문제가 아니라 100m도 뛰질 못하던, 아니 500m도 걸질 못하던 내게 그것 또한 불가능한 일이었다. 유난히도 활동적이던 나였지만 친구들과의 연락도 점차 끊게 되었고, 거의 모든 시간을 앉아서 지내야 했기에 하모니카와 독서로 괴로운 마음을 달래곤 하였다.

시간은 기다림이 없이 흘러 어느덧 졸업반이 되었다. 학업, 입대, 취업, 내 또래 모든 청년들의 고민거리가 내겐 모두 뒷전이었다. 교수님의 양해를 구해 수업시간엔 거의 들어가지 않은 채 주변의 친구들로부터 자료를 받아 시험만 치르곤 했다. 병원, 집, 병원, 집, 가끔 학교에 가는 쳇바퀴 같은 일상을 계속하던 차에 먼저 다니던 대학병원의 선생님께서 돌아오셨다는 소식을 접했다. 그래서 다시 찾아가 뵈었다. 이제 입대문제가 코앞인 터라 재검을 신청했다. 늠름한 현역은 이미 내 기대 속에서 사라진 지 오래였고, 최소한 생활을 꾸려 나가고 쾌유하는 게 급선무였다.

"4급. 공익근무요원 대상입니다."

2000년 8월. '좌측견관절습관절탈구 및 좌측족내장증'이라는 병명으로 공익판정을 받고, 한 달 간이나마 훈련소생활을 잘 견뎌내기 위하여 치료에 전념했다. 날이 갈수록 점점 더 힘들어지던 터라 졸업을 한 학기 남기고 휴학을 하여 건강을 회복하려고 최선의 노력을 다했다.

처방 받은 약을 빠뜨리지 않고 꾸준히 먹는 것은 물론이고, 붙이는 약이 떨어질 경우에는 감자를 갈아서 밀가루에 섞어 환부에 붙이는 등의 민간요법을 시작으로, 친분이 있던 선생님으로부터의 스포츠마사지, 테라밴드를 이용한 어깨 운동, 테이핑요법, 족욕 등 할 수 있는 것은 모두 다 했다.

개인교습을 하던 학생이 어느 날 내게 물었다.

"선생님은 대학생인데 여행도 안 다니는 것 같고, 왜 맨날 파스냄새만 나요?"

많은 사람들도 그랬겠지만, 병이 자랑거리는 아니다. 요즘 들어 병은 자랑해야 된다고 해서 주위 모든 사람들에게 알리곤 있지만 그 당시만 해도 내 아픔을 가족이나 가까운 친구 외에 다른 사람들에게는 숨기고 싶었다.

2001년 4월 23일. 가족들과 친구들의 걱정 속에 훈련소에 입소했다. 몸이 허약한 사람들과 한 내무반에 들어가 교관들의 배려 속에 그나마 편히 한 달을 지낼 수 있었다.

뜬금없는 얘기이지만 나는 개인적으로 불교신자이다. 기독교인들이 힘들고 어려울 때 하나님께 기도하듯이, 한 달 간의 훈련소생활에서 무엇에라도 내 마음을 의지해야 했다. 내 몸으로 할 수 있는 것에는 가급적 참여하며 걸음을 걸을 때마다 속으로 "옴 치림, 옴 치림."이라는 주문을 되뇌었다. 개인 시간이 없던 훈련소에서 그렇게나마 내 마음을 의지해야만 했다. 이 자리를 빌어 자신도 힘든 와중에 나를 많이 도와준 동료들에게 감사하는 마음을 전한다. 많은 사람들의 배려가 있었지만, 그 생활 역시 내게는 무리였다.

퇴소한 후, 나는 불행하게도 교통계 단속요원으로 배치되었다. 교통계의 특성상 험한 선임들이 많기에 걱정을 많이 했다. 신병이라고 하여 첫날부터 얼차려를 받는데, 내 몸으론 도저히 버텨낼 수가 없었다. 지금 생각해보면 그 때만 해도 원산폭격(머리를 땅에 대고 엎드려 뻗치는 기합)을 1분이나마 할 수 있었다. 그 때만 해도.

매일같이 트럭을 타고 돌아다니며 탔다 내렸다를 반복하다 보니, 일주일이 지나면서부터는 오른쪽 무릎이 아프기 시작했다. 한 달 동안의 훈련소생활에서도 그랬지만 왼쪽 발목이 아프다 보니 체중을 오른쪽에 더 많이 실어 걷다가 생긴 당연한 결과였다. 한 달 간의 단속반생활이 지나는 동안 그 험한 선임들도 내 아픔에는 친가족처럼 따뜻하게 대해주었다.

"강직성 척추염입니다. 지켜보도록 합시다."

그 때 찾은 병원이 지금까지 다니는 병원이다. 내 병의 자초지종을 들으신 선생님은 혈액 검사와 X-선 검사를 권하셨고, 그 결과 HLA-B27 양성반응, 류마티스 질환의 일종인 '강직성 척추염'이라는 듣도 보도 못한 질병을 진단받았다. 강직성 척추염이 희귀질환이라는 점, 하루 아침에 생기는 병이 아니라는 점, 완치는 어렵다는 점 등 단순한 것들만 알 수 있었다. 건강히 잘 자라던 아들이 스물도 넘어서 희귀질환에 질렸다는 소리를 들었으니 나를 시작으로 우리 가족 모두가 너무도 혼란스러워했다.

절뚝거리던 나를 보다 못했는지, 교통계 선임들이 발벗고 나서 나를 청소년계로 재배치시켰다. 친절히 대해주시는 계장님과 주사님을 보며 2년 복무를 무사히 마칠 수 있을 것이라는 기대를 가질 수 있었다. 약을 많이 먹던 탓에 직원들과의 술자리도 거의 피했으며, 퇴근 후에는 일주일에 세 번 이상 가까운 사우나에 가서 물 속에서 운동을 하였다. 운이 좋게도 S농구단의 물리치료사로 있는 후배를 알게 되어 체계적인 운동도 할 수 있었다. 아쿠아로빅이라는 것을 소개받자마자 관련 책자를 구입하여 복사, 코팅을 하여 사우나에 갈 때마다 가지고 다녔다.

물에서 하는 운동은 물의 부력으로 인해 근육과 관절에 무리를 안 준다는 설명에 열심히 하였다. 따뜻한 물에서 몸을 3분 정도 풀고, 찬물에서 스트레칭을 하는 과정을 되풀이하였다. 습기가 많으면 관절이 더 아플 수 있다는 한의사인 형의 조언에 따라 목욕 후에는 몸의 물기를 뽀송뽀송할 정도로 없애는 데 신경을 썼다. 관절에 좋다는 가시오가피를 시작으로 약초들을 끓여 물 대신 마셨으며, 뒤로 걷는 것이 무릎에 좋다는 말을 듣고 의사선생님의 허락을 받아 하루에 20분씩 부드러운 흙을 밟으며 뒤로 걸었다. 물론 통증이 있을 때는 바로 그만두라는 선생님의 조언도 철저히 지켰다.

각고의 노력에도 불구하고 무릎은 나아질 기미가 보이지 않았다. 발목, 무릎이 아프다보니 걷는 게 더욱 힘들어졌고, 어느 순간부터 허리가 아프기 시작했다. 전에도 가끔씩 아프곤 하였지만 내근직을 3개월 정도 하고부터는 허리가 항상 아프기 시작했다.

행복은 혼자 오고 불행은 같이 온다고 했던가. 내근직 특성상 컴퓨터작업이 많았다. 2002년이 시작될 무렵부터 손목과 목, 손가락 마디마디에 통증이 시작되었으며 겨울이 지나면서 눈이 맵고 침침했다.

목 통증을 호소하자 경추 검사를 했고 그 결과 경추4, 5번에 퇴행성 변화가 왔다는 진단을 받았다. 그 날로 베개를 메모리 폼으로 바꿨다.

한 달에 한 번 가는 병원에서는 무리하지 말고 휴식과 안정을 취하라고 지시했다. 지시한 만큼 운동도 했으며, 영양 섭취도 잘 하려고 노력했다. 운동도, 사우나도, 영양 섭취도, 적당한 수면도(통증으로 인해 잠을 설친 날이 많았지만), 약물 복용도. 그러나 내 몸은 서서히 망가져 가고 있었다. 약물로 인한 부작용 때문인지 잦은 설사와 구토, 어지럼증으로 체중이 급격히 줄어들었다. 2002년 중반, 새로 담당을 맡으신 선생님께서는 설파살라진과 액시드, 싸이토텍을 처방해 주셨다. 약을 먹기 위해 바쁘더라도 끼니는 절대 거르지 않았으며, 운동 및 몸 관리도 무리가 되지 않는 한도 내에서 열심히 하였으나 복용하는 약은 점점 늘어만 갔다.

그러는 가운데서도 여자친구를 사귈 수 있게 되었고, 애정으로 병이 나을 수 있으리라는 희망이 생겼다. 그러나 가족이 아니었던 탓일까? 처음에는 그토록 나를 배려해 주던 사람도 1~2년이 넘어가며 지쳐가기 시작했다. 마음은 달리는데, 내 몸은 허락하지 않으니 답답할 수 밖에 없었다. 사랑도 내겐 사치였다.

2003년, 류마티스 분야에서 국내에서 제일이라는 대학병원을 한번 찾아가 봤다. 별다른 검사 없이 처음부터 입원을 지시했고, 스테로이드약제를 처방해 주었다. 미농지처럼 얇은 지식이지만 스테로이드는 부작용도 심하고 안 좋다는 선입견 때문에 다시는 그 병원을 가지 않았다.

한번 줄어든 체중은 그 자리에 머물렀고, 목·허리·무릎 등 주요 관절의 통증으로 밤잠을 설치기 일쑤였다. 누적된 피로는 다음날까지 이어졌고, 점차 밤이 두려워졌다. 소집해제를 하며 마지막 남은 한 학기를 등록하였다. 통학이 어려워 4학년에 기숙사생활을 하였다. 아침이면 뻣뻣한 몸에 끙끙 댔고, 혈액 검사 결과 요산수치가 높다는 진단을 받고 다른 방향에서 음식조절을 시작하였다. 고등어 등의 등 푸른 생선, 멸치 등 몸에 좋다는 음식은 오히려 내 몸에 안 좋다는 것이었다. 무슨 이유에서인지, 의사들은 환자 본인에게 질병의 정도를 잘 말해주지 않는다. 실망과 좌절을 안겨주기 싫어서일까? 그냥 남 얘기하듯이 약 잘 먹고, 운동 잘 하고, 잘 쉬고 그런 말만 되풀이한다. 병원을 다니며 우연히 알게 된 류마티스 상담실 선생님께 자세한 사항을 여쭤보았다. 그리고 그 때에서야 요산수치라던지 내가 생활하며 지켜야 하는 것들을 알 수 있었다. 대학병원은 매일 갈 수 없는 곳이기에 가끔씩 상담실 선생님께 전화를 드리며 내 증상을 알렸고, 그에 맞는 생활수칙을 전해 들었다.

"졸업… 취업? 글쎄, 가능할까?"

2004년 졸업을 할 때쯤 양쪽 엄지발가락이 쑤시기 시작했고, 통풍이 의심된다는 말에 처방약이 늘어만 갔다. 집처럼 편한 곳은 없다고, 기숙사생활 때부터 가끔 헐던 입이 수시로 헐곤 하였다. 피로 때문에 그렇겠지 하고 의사선생님께 말씀드렸더니 추가 검사를 하자고 하셨다. 검사결과 베체트병이 의심된다고 말씀해 주셨다.

인도메타신, 설파살라진, 에어탈, 액시드, 덱사메타존 가글용액 등 먹는 약의 종류는 늘어만 갔고, 취업에 대한 걱정까지 더해져 어찌 할 줄을 몰랐다. 한 달에 한두 번 서울의 병원까지 갔다만 와도 지쳐 쓰러지던 나이기에 서울에서 직장생활을 하겠다는 생각은 버린 지 오래였다. 적성 검사를 해봐도 그렇고, 내 몸과 내 적성에 맞는 공무원이 되고자 졸업 후에도 공부를 했지만, 그리 쉬운 게 아니었다. 통증으로 1시간 이상 앉아 있는 자체가 힘들었고, 골반까지 아프니 자다가 깨는 건 예삿일이었다. 어쩌다 무리를 하면 온몸의 관절에서 열이 나서 설사로 이어졌고, 밤잠을 설치게 되면 입 안이 여지없이 헐곤 했다. 입 안이 헐면 밥맛을 잃었고(물론 약을 먹으면서는 예전처럼 입맛이 있진 않았지만) 소식(小食)을 하고 약을 먹으면 속이 쓰려 기운을 잃는 악순환이 계속되었다. 항상 정신은 멍하고, 운동부터 관리하는 만큼의 소득이 없다보니 지치게 되었다. 성격도 소극적으로 변하고, 취업을 못 하고 계속 있음에 부모님께 대한 죄송스러움까지 겹쳐 괴로움을 털어놓을 수 있는 동반자가 필요했다. 마음이 병들면 몸이 병든다고, 머릿속이 복잡하니 몸도 더 힘들어졌다. 가끔 산사(山寺)를 찾아 마음을 정돈하고, 명상음악과 간단한 요가로 마음과 몸을 안정시켰다. 억지로라도 웃고 노래하며, 따뜻한 햇살을 수시로 접하며 마음만은 건강하고자 노력했다.

보건소에서도 물리치료를 한다는 정보를 접하고는 작년 7월부터 사흘이 멀다하고 다니며 물리치료를 받고 있다. 근래 들어서는 류마티스 질환자들에게 보급중인 타이치 운동 비디오를 구해서 하루 두세 차례씩 하고 있다. 물론 수시로 스트레칭과 사나흘에 한 번씩 사우나에서의 아쿠아로빅, 뒤로 걷는 운동도 계속 하고 있다.

"길도형으로 다시 태어나다."

현대의학에서는 미신으로 여기는 게 당연하지만, 아픈 당사자는 굿이라도 하고 싶은 심정이 있는 게 당연하다. 2005년, 줄어들지 않는 통증에 선생님은 MTX나 주사를 맞자고 하셨지만 가정형편상 수십만 원이 드는 주사는 불가능하기에 프레디니솔론을 처방받아 먹고 있었다.

이름 두 자가 너무 강하면 몸이 아플 수 있다는 소리를 듣고 몇 분께서 지어주신 "도형(度炯)"이란 이름으로 법원에 신청한 상태이다. 햇살이 따사롭고 옷차림이 가벼우니 몸도 좋아져야 할 듯 하지만 내 몸은 아직도 한겨울이다.

뻣뻣함과 아픔, 답답함. 아직도, 그리고 계속 아프고 아플 것이지만 새로 태어났다는 마음으로 희망을 안고 있다.

얼마 전에 찾아간 병원에서는 새로 MTX를 처방해 주었으며 한 차례 10mg을 먹은 결과 어지럼증과 약간의 메스꺼움만 있었을 뿐, 심한 구토는 없었기에 그나마 다행으로 여기고 있다.

다음 주에 있을 핵의학 검사에서는 어떤 결과가 나올지 걱정이 되는 것이 사실이다. 언제나처럼 영양 섭취를 잘 하고, 약도 잘 먹고, 운동도 열심히 하며, 그게 내가 살 길임을 알기에 웃으며 받아들이고 통증 없이 하늘을 바라볼 수 있는 날을 위해 열심히 할 것이다.

"가끔 하늘을 보자."

병은 자랑하라고 그랬다. 죄를 지은 것도 아니고, 내가 원해서 그런 것도 아닌데, 그리 자랑스럽지 못한 까닭에 숨기게 된다. 아는 이들에게는 가급적 모두 알림으로써 혹시 모를 정보를 구할 수 있는 것이다. 마음이 몸을 지배한다는 생각을 갖는다. 그래봤자 병은 내 안에 있는 것이다. 애써 부인하려 하지 말고, 설령, 완쾌가 불가능할지라도 웃음과 자신감으로 면역세포를 늘리고, 갖고 있는 병에 대한 자만이 아닌 용기를 얻으리라 생각한다.

사흘에 걸쳐 틈틈이 쓴 수기를 끝내게 되었다. 허리, 목, 어깨, 손목이 아프다. 몸을 풀러 가야겠다.

강직성 척추염에 도움이 되는 운동

1. 반듯하게 누워서 두 팔을 머리 위로 뻗는다. 이때 뻗을 수 있는 데까지 뻗어준다. 발끝도 아래로 같이 뻗어준다.

2. 누운 자세에서 한쪽 무릎을 손으로 가슴까지 끌어당긴다. 무릎에 통증이 없다면 무릎을 손으로 감싼 상태에서 펴지는 느낌이 들 때까지 가슴쪽으로 당긴다.

3. 엎드린 자세에서 고개를 숙이고 등을 있는 대로 고양이처럼 구부린다. 등과 허리 근육이 펴지는 느낌이 들도록 자세를 5초간 유지한 다음 천천히 머리를 들고 엉덩이는 뒤쪽으로 내밀면서 등을 말안장 모양으로 만든다.

4. 턱을 가슴쪽으로 당긴다. 고개를 들어 원상태로 돌아온 후에 머리를 뒤로 젖힌다.

5. 얼굴과 목을 어깨쪽으로 돌리고 잠깐 쉰다. 가운데쪽으로 천천히 고개를 돌린 후 반대쪽도 같은 방법으로 한다.

6. 똑바로 앉아서 팔을 어깨 높이만큼 올린 후 어깨를 돌린다. 이때 눈은 돌린 쪽의 어깨를 바라보고 반대쪽도 같은 방법으로 한다.

7. 앞을 정면으로 보면서 귀가 어깨에 닿는 기분으로 목을 어깨쪽으로 기울인다. 잠깐 쉬고 목을 천천히 원상태로 돌린 후 반대쪽도 같은 방법으로 한다.

8. 오른손을 머리 위로 뻗고 굽히면서 팔을 왼쪽으로 굽힌다. 이때 무릎은 펴고 발은 약간 벌리고 평행이 되게 두어야 하고 방향을 바꾸어 실시한다.

9. 머리 밑에 베개를 놓고 바로 누운 후 양손으로 한쪽 무릎의 뒤를 잡고 가슴쪽으로 당긴다. 다리를 들어 무릎관절을 쭉 펴고 무릎에 힘을 준다. 5초 정도 유지한 후에 천천히 힘을 빼면서 다리를 처음의 위치로 놓고 반대쪽도 같은 방법으로 한다.

10. 오른쪽 발이 왼쪽 무릎 아래에 놓이도록 발을 교차시키고 팔은 아래로 굽힌 채 바닥에 눕는다. 오른쪽 발을 이용해 왼쪽 무릎을 아래쪽으로 천천히 밀어서 왼쪽 발이 바닥에 닿게 한다. 5초간 유지한 후 반대쪽도 같은 방법으로 한다.

11. 무릎을 세운 채 양팔을 내린 자세로 누워서 천천히 상체를 들어올리면서 양손이 무릎에 닿도록 가져간다. 5초 간 힘을 유지한 후 천천히 윗몸을 내려 처음의 위치로 놓는다.

12. 무릎을 곧게 펴고 엎드려 엉덩이쪽으로 한쪽 다리를 천천히 올린다. 5초 동안 자세를 유지한 후 천천히 다리를 내린다. 반대쪽도 같은 방법으로 한다.

13. 의자의 끝부분에 앉아서 한쪽 다리를 쭉 편 채 30 cm 정도 들어올린 후 5초 정도 유지한다. 천천히 다리를 내린 후 반대쪽도 같은 방법으로 한다.

14. 숨을 크게 들이쉬고 내쉬면서 천천히 팔꿈치로 원을 크게 그리면서 어깨를 돌린다.

15. 오른쪽 손은 어깨 높이로 벽에 두고 왼쪽 손은 발목을 잡고 무릎을 굽혀 발뒤꿈치가 엉덩이에 닿도록 한다. 5초 동안 자세를 유지한 후 천천히 다리를 내린다. 반대쪽도 같은 방법으로 한다.

16. 발을 어깨 너비로 벌린 채 벽의 모서리 앞에 선다. 팔은 어깨 높이로 올려 양쪽 모서리에 놓은 채 천천히 앞쪽으로 기울인다. 이때 무릎과 몸은 굽히지 말고 곧게 유지해야 하고 5초 동안 자세를 유지한 후 천천히 다리를 내린다. 반대쪽도 같은 방법으로 한다.

C H A P T E R | 06

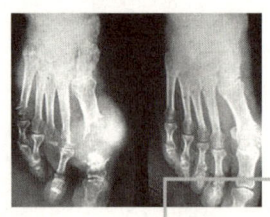

A   R

- 루푸스란 어떤 병인가?
- 루푸스의 증상은 어떤 것이 있는가?
- 형제 자매가 루푸스 진단을 받았을 때 다른 가족은
  무슨 검사를 해야 하는가?
- 루푸스 환자는 혈전이 잘 생긴다는데 왜 그런가?
- 루푸스 환자인데 손가락 끝에 자꾸 상처가 나서
  아물지 않을 때 어떻게 해야 하는가?
- 루푸스 환자는 임신을 하면 안 된다?
- 루푸스는 불치병이라는데 치료약이 있는가?
- 루푸스라는 진단을 받고 약을 먹었더니 몸이 심하게 붓는다
- 루푸스로 신장에 염증이 생겼을 때 항암제 주사치료를 받아야 하는가?
- 루푸스를 치료하는 새로 나온 약은 없는가?
- 루푸스 환자인데 병원에 갈 때마다 매번 검사를 하던데,
  무엇을 검사하는 것인가?

관절염을 일으키는 질병 3,
전신성 홍반성 루푸스

관절염을 일으키는 질병 3,
전신성 홍반성 루푸스

06

■ Q) 루푸스란 어떤 병인가?

　　루푸스의 정확한 이름은 전신성 홍반성 루푸스로 이전에는 전신성 홍반성 낭창으로 불리었다. 낭창은 얼굴의 발진 때문에 '늑대의 얼굴'처럼 보인다고 하여 붙여진 이름이다. 이 질환의 원인은 정확히 알려져 있지 않으며, 인체를 구성하는 세포의 핵이나 세포질에 대한 항체(자가항체라 함)가 생성되는 등의 면역계의 이상이 나타나는 자가면역 질환이다. 온몸에 염증이 생기는 질환으로 피부 · 관절 · 신장 · 폐 · 신경 · 기타 장기 어디에라도 증상이 생길 수 있고, 시간에 따라 악화와 완화를 반복한다. 대개 20~30대의 여성에서 발병하며 여성이 남성에 비해 10배 정도 많이 걸린다. 서양인에서는 유병률이 약 0.1% 정도로 생각되고 있다.

■ Q) 루푸스의 증상은 어떤 것이 있는가?

　루푸스의 증상은 매우 다양하여 환자 개개인에 따라 아주 다르게 나타날 수 있다. 루푸스의 증상은 전신증상과 특정한 장기에 관련된 증상으로 나누어 볼 수 있다.

　전신증상의 예로는 피로감과 체중 감소, 발열 등이 전형적인 증상으로 대개의 환자들이 병의 경과중에 경험하게 되는 증상이다.

　피로감은 매우 흔하지만 많은 다른 원인에 의해서도 생길 수가 있으므로 루푸스에 의한 피로감으로 판단할 때에는 주의를 해야 한다. 피로감이 루푸스의 다른 증상과 동반되어 있다면 루푸스 질환에 의한 것일 가능성이 높다.

　체중 감소는 대개 식욕 감퇴, 치료 약물, 소화기의 침범 등이 원인이 되어 나타난다. 발열도 절반 이상의 환자들에게서 나타나는데 루푸스 환자에게서 감염이 잘되고 위험하므로 감염에 의한 발열과 구분하는 것이 매우 중요하다.

　특정 장기를 침범하는 증상 중에 흔한 것으로는 관절통이 있다. 관절통은 질병의 초기에 잘 나타나며 몇 개의 관절이 여기저기 돌아다니면서 아픈 경우가 많다. 관절통은 대개 아주 심하지는 않고 류마티스 관절염처럼 관절의 모양이 변형되지는 않는다. 피부의 변화도 매우 흔한데 가장 흔한 것은 나비 모양 발진(butterfly rash)으로 주로 햇빛에 노출된 후에 콧등과 뺨에 붉게 반점이 나타나고 수일간 지속되다가 사라진다(p.124 사진 참조). 또한 동전 모양의 원반형 발진이 생기기도 하는데, 이것은 나은 후에도 흉터가 남는다. 이외에 탈모, 구강 궤양, 손가락이 추운 데 노출되거나 정신적인 스트레스를 받을 경우 하얗게 또는 파랗게 되거나 빨갛게 변하는 레이노(Raynaud) 현상 등이

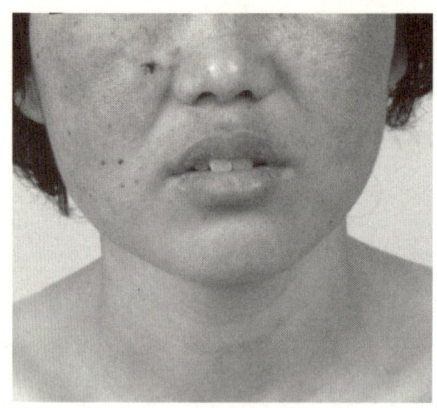

루푸스 환자의 전형적인 나비모양 발진

자주 보이는 피부 증상이다. 신장염도 또한 중요한 증상으로 대개 발병한 후 수년 이내에 나타나며 무증상이어서 검사로 발견되는 경우가 많다. 신장염이 심하면 몸이 부을 수 있다. 위장관에 문제가 생기는 것은 루푸스가 원인이기보다는 치료 약물과 관련 있는 경우가 더 많지만 드물게 루푸스에 의한 장염 및 복막염 등이 있을 수 있다. 폐의 증상도 드물기는 하지만 흉막염이 생겨 호흡할 때마다 흉통이 생길 수가 있고, 루푸스 폐렴에 의해서 호흡곤란 등 증상이 생길 수가 있다.

루푸스 환자는 동맥경화증이 건강한 사람보다 빨리 진행되어 협심증이나 심근경색이 잘 생기므로 이러한 질환에 의해서 흉통이 생길 수 있다. 신경계 증상도 생길 수가 있는데 가장 흔한 것은 집중력 감소이며, 불안·기억력 감퇴·발작·정신병 등도 생길 수가 있다. 혈액의 백혈구, 적혈구, 혈소판이 감소되는 경우가 많은데 대개 별 문제가 없다. 그러나 백혈구 감소가 심한 경우 감염증이 생길 가능성이 높아지고, 혈소판이 많이 감소하면 멍이 잘 들거나 피가 잘 나게 된다.

> Q) 형제 자매가 루푸스 진단을 받았을 때 다른 가족은 무슨 검사를 해야 하는가?

　루푸스인지 아닌지의 진단은 미국류마티스학회에서 정한 루푸스 분류기준을 참고로 하여 진단한다.
　진단기준은 다음의 표와 같고 그 11가지 기준 중에 4가지 이상의 증상이 병의 경과중에 언제든지 발생하면 진단을 하게 된다. 그러나 루푸스의 임상증상이 다양하므로 진단기준에 2~3개만 맞는 경우도 진단할 수 있다.

전신성 홍반성 루푸스의 진단을 위한 분류기준

뺨의 나비모양 발진	뺨 위로 편평하거나 볼록 돋은 홍반임
원반모양 발진	각화된 비늘의 부착과 모낭충전(follicular plugging)이 동반된 원형의 융기된 홍반성 반점으로 위축성 반흔이 생길 수 있음
광과민성	자외선에 노출되면 발진이 일어남
구강 궤양	의사에 의해 관찰된 구강 및 비인두의 궤양
관절염	두 개 이상의 말초관절에 압통, 종창, 삼출액 등이 동반된 비미란성 관절염임
장막염	심전도나 마찰음(rub), 삼출액에 의해 입증된 흉막염이나 심막염이 있을 때
신질환	하루에 0.5g 이상이나 +++보다 초과된 단백뇨 혹은 세포성 원주
신경학적 질환	다른 원인을 규명할 수 없는 간질 발작 혹은 정신병
혈액학적 질환	유발할 수 있는 약제가 없는 경우의 용혈성 빈혈 혹은 백혈구 감소증(4000/mm^3 이하) 혹은 림프구 감소증(1500/mm^3 이하) 혹은 혈소판 감소증(100,000/mm^3 이하)
면역학적 장애	항dsDNA항체, 항Sm항체와 혹은 항인지질항체
항핵항체	항핵항체를 유발할 수 있는 약제가 없는 아무 시점에서 면역형광법 혹은 동등한 측정법으로 측정된 비정상적 항체역가

질병의 경과 중 어느 시기든지 위의 기준에서 4가지 이상이 있으면 전신성 홍반성 루푸스를 진단할 수 있고, 이 진단기준의 특이도는 약 95%, 민감도는 75%이다.

〔자료 출처〕 Criteria published by EM Tan et al, Arthritis Rheum 25:1271, 1982; updated by MC Hochberg, Arthritis Rheum 40:1725, 1997.

일반적인 검사실 검사를 통해서 진단할 수 있는 것보다는 병력과 증상 등이 중요하므로 진단을 위해서는 먼저 전문의의 세심한 병력 청취와 신체 검사가 우선적으로 이루어지고 혈액 검사(전혈구계산), 소변 검사, 항핵항체 및 기타 자가항체의 측정을 하게 된다. 또한 다른 질환을 배제하기 위해 기타의 혈액 검사, 방사선 검사 등을 시행할 수 있다.

Q) 루푸스 환자는 혈전이 잘 생긴다는데 왜 그런가?

루푸스 환자에게 혈전이 잘 생기는 이유는 자가항체 중에 항인지질항체가 존재하기 때문이다. 항인지질항체에 의한 질환을 항인지질항체 증후군이라고 하며, 이 질환은 루푸스 환자가 아닌 사람에게서도 발병할 수 있으나 루푸스 환자에게서 합병증으로 잘 나타난다. 이 항인지질항체가 있으면 정맥이나 동맥의 혈전증, 혈소판 감소증과 태아 사산의 위험도가 증가된다. 항인지질항체의 검사는 항카디오리핀항체, 루푸스항응고제, $\beta 2$ 당단백 1에 대한 항체 등을 측정하게 된다. 항체의 역가가 높으면 혈전증의 위험이 높으며, 항인지질항체의 양은 시간에 따라 많이 변화하므로 만약 혈전증, 태아 사산 등의 임상증상이 나타나면 검사를 다시 해야 한다. 진단을 위해서는 혈전증 또는 반복되는 유산과 함께 항인지질항체에 관한 검사 중 적어도 6주 이상의 간격으로 두 번의 검사에서 양성으로 나와야 한다. 만약 항인지질항체 증후군이 있으면 장기적으로 항응고약물을 복용해야 한다.

> Q) 루푸스 환자인데 손가락 끝에 자꾸 상처가 나서 아물지
> 않을 때 어떻게 해야 하는가?

    손가락에 상처가 나서 아물지 않는 것은 혈액 순환이 잘 되지 않기 때문이다. 루푸스 환자의 15~30%에서는 혈관이 사소한 자극만 받아도 수축을 하는 레이노 현상이 발생하는데 혈관이 수축하면 손가락, 발가락, 귀나 코 등 돌출된 신체의 부위가 하얗게 변하고 통증이 생기게 된다. 대개는 시간이 지나면 저절로 혈관 수축이 풀려서 정상적인 피부로 돌아오게 되지만 어떤 경우에는 혈관 수축이 지속되어 혈액 공급에 장애가 생기고 손가락이나 발가락이 파랗게 변하기도 하며 궤양이 생기고 흉터가 남는다. 매우 드문 일이기는 하지만 심한 경우에는 괴사가 되어 손가락의 일부를 절단해야 하는 일도 있다. 이런 레이노 현상은 흡연, 카페인, 추위 등에 노출될 경우 잘 생기므로 이러한 현상이 있는 사람은 흡연, 카페인 등을 피하고 몸을 따뜻하게 하며 추위에 노출되지 않도록 하는 것이 중요하다. 심한 경우에는 약물치료를 받아야 호전될 수 있다. 레이노 현상 이외에도 혈관 자체에 염증이 생겨서 작은 혈관이 파괴되기도 하는데, 이렇게 되는 경우에도 혈액 공급이 원활하지 않아서 작은 상처가 잘 생기고 잘 아물지 않을 수가 있다.

Q) 루푸스 환자는 임신을 하면 안 된다?

　　루푸스 환자도 임신을 할 수 있다. 루푸스 환자에서의 임신율(생식률)은 정상이다. 그러나 몇 가지 유의할 점이 있다. 우선 여성 환자의 유산율은 정상보다 약 2~3배로 높다. 질병의 활동도가 높거나, 항인지질항체가 있거나, 신장염이 있는 경우 더 잘 유산이 된다. 그리고 치료가 필요한 임산부는 최소 용량의 프레드니솔론 등의 약물로 최단기간에 조절하게 되고 기타 약물들도 임신상태에 맞추어 조절하게 된다.

　　출산 전에 태아에게 해로운 몇몇 종류의 스테로이드제제가 투여되었을 경우 저체중아, 중추신경계 발달장애아가 되거나 성인이 되어서 대사증후군의 발생 경향 등 문제가 생길 수도 있다. 따라서 임신은 루푸스의 활동도가 가장 낮을 때 시도하는 것이 바람직하고 질환이 심하거나 태아에게 위험한 약제를 복용해야 하는 동안에는 피임을 하는 것이 좋다.

　　항인지질항체 증후군이 같이 있는 경우 이전에 유산을 했던 경험이 있는 루푸스 환자는 헤파린 등의 항응고약물과 저용량의 아스피린으로 치료하는 것이 성공적인 출산을 할 비율이 높아진다. 따라서 임신하기 전에 항인지질항체 검사를 받아야 하고 필요하면 치료를 받아야 한다.

　　로(Ro)항원에 대한 항체가 존재하면 태어난 아이가 신생아 루푸스(발진과 선천성 심장차단)에 걸릴 수가 있다. 따라서 임신을 하기 전에 항Ro항체 검사를 받아야 한다. 항Ro항체를 가진 경우 선천성 심장차단은 생명을 위협할 수 있으므로 출산 전에 태아의 심박동수를 주의깊게 살펴보아야 하고 만약 태아에 문제가 있으면 즉각적인 분만, 인공심박동기 삽입 등의 조치를 해야 한다. 마지막으로 루푸스 여성 환자는 대개 질환이 악화되지 않는 상태에서 임신을 할 수 있다. 그러나 드물게는 임신중에 적극적인 약물치료를 해야 하거나 루푸스가 악화되어 조기 분만을 해야 할 경우가 생길 수 있다. 만약 활동성의 신장염이나 신장이나 뇌, 심장에 비가역적인 손상을 받으면 임신의 결과가 좋지 않다.

Q) 루푸스는 불치병이라는데 치료약이 있는가?

루푸스를 완치시키는 방법은 아직 없다. 그러나 루푸스는 고혈압이나 당뇨병처럼 지속적인 치료로 조절할 수 있는 질환이다. 또 저절로 낫는 경우는 드물고 악화와 완화(관해)를 반복하는 경우가 많으므로 병이 악화될 때에는 적극적으로 치료하고, 평상시에는 증상을 적절하게 억제하며 장기 손상을 예방하는 치료를 해야 한다. 따라서 치료는 질환의 증상이 생명을 위협하거나 장기를 손상시켜서 적극적인 치료가 필요한 것인지에 따라서 그 방법이 달라진다.

피로감이나 약한 관절통만 있는 루푸스 환자들에서는 증상의 억제를 치료 목표로 한다. 비스테로이드성 항염제와 이전에 항말라리아제로 쓰였던 하이드록시클로로콰인이 주로 사용되는 약물이다. 비스테로이드성 항염제는 특히 관절염이나 관절통에 효과가 좋지만 루푸스 환자에서는 일반인과 비교했을 때 이 약물에 의한 부작용인 약물 유발성 무균성 뇌막염, 간효소수치의 상승, 고혈압, 신장 기능의 저하의 위험성이 높으므로 주의를 해야 한다. 항말라리아 약물(하이드록시클로로콰인, 클로로콰인, 콰이나크린)은 피부염, 관절염, 피로감을 감소시키고 질환의 악화를 어느 정도 예방하는 효과가 있다. 그러나 매우 드물지만 눈의 망막에 부작용이 생길 가능성이 있기 때문에 항말라리아제를 복용하는 환자들은 적어도 1년에 한 번씩 안과 검진을 받아야 한다.

최근의 임상실험에서 호르몬제제인 DHEA(dihydroepiandrosterone)가 질환의 활성도를 감소시킨다는 보고가 있다. 만약 이러한 치료에도 효과가 없으면 낮은 용량의 스테로이드 제제로 치료하게 된다.

루푸스 신장염, 루푸스 폐렴, 혈소판 감소증, 뇌·척수 등 중추신경계 증상 등은 생명을 위협할 수 있는 루푸스의 증상이므로 초기부터 적극적으로 높은 용량의 스테로이드 약물을 주사하여 치료해야 한다. 그러나 이러한 치료법은 스테로이드 약물이 부작용을 일으키거나 이미 가지고 있던 감염, 고혈당, 고혈압, 골다공증 등의 다른 질환을 악화시킬 수 있으므로 안전성을 고려하여 조절해야 한다. 경우에 따라서는 좀 더 강력한 면역억제제를 사용할 수 있다.

루푸스 피부염이 있는 경우에는 어떠한 형태의 루푸스 피부염이든 햇빛을 가릴 수 있는 옷을 입고 햇빛차단제[자외선차단지수(SPF) 15 이상의 제품]를 사용하여 자외선에 노출되는 기회를 최소화하는 것이 좋다. 스테로이드 연고제나 항말라리아 약물은 대부분의 환자에서 피부염을 완화시키고 사용하기에도 비교적 안전하다. 스테로이드 연고제나 항말라리아 약물의 효과가 좋지 않은 경우 비타민 A(레티노산)가 효과적일 경우도 있다.

나타나는 부위가 넓고 가려우며, 수포가 생기거나 궤양이 생기는 피부염들은 스테로이드를 복용하면 대개는 잘 낫는다. 그러나 약을 줄이면 병변이 악화되는 경향이 있으므로 항말라리아 약물, 비타민 A 약물, 면역억제제 등 다른 2차 약제를 같이 사용하는 것이 필요하다.

루푸스에서는 질환의 치료만큼이나 합병증의 예방과 치료도 중요하다. 루푸스 환자의 경우 면역력이 약하므로 적절한 예방주사(인플루엔자와 폐렴연쇄구균 백신)을 접종하고 방광염, 신우신염 등이 발생하면 즉각 치료하는 것이 좋다. 장기간 동안 스테로이드 제제를 사용할 가능성이 높은 사람들은 골다공증을 예방하기 시작해야 한다. 또한 고혈압을 조절하고, 고지질혈증을 치료하며, 고혈당과 비만을 치료하는 등 동맥경화를 예방하는 적절한 조치가 중요하다.

Q) 루푸스라는 진단을 받고 약을 먹었더니 몸이 심하게 붓는다

루푸스 환자의 체중이 늘어나는 이유는 크게 두 가지의 원인으로 나누어 볼 수 있다. 하나는 루푸스 신염에 의하여 단백뇨로 알부민이 빠져 나가서 저알부민혈증이 생기게 된다. 그러면 우리 몸에서 염분과 수분을 흡수하기 때문에 부종이 생긴다. 또 다른 하나는 주요한 치료제인 스테로이드 제제에 의해 부종이 생기는 경우이다. 스테로이드 약물은 식욕을 왕성하게 만들어 준다. 결국 살이 찌게 되고, 얼굴과 목 등에 지방이 상대적으로 많이 축적되어 얼굴이 둥그렇게 된다.

루푸스 환자는 체중이 늘어나면 우선 칼로리가 적은 식사를 하도록 하고 규칙적인 운동을 하는 것도 중요하다.

> Q) 루푸스로 신장에 염증이 생겼을 때 항암제 주사치료를 받아야 하는가?

신장염은 질환이 생긴 후 10년 안에 사망하게 되는 주요 사망 원인이다. 이 가운데 심한 증식성 신장손상을 가진 환자가 만약 병을 치료하지 않으면 거의 모든 경우 진단 2년 안에 말기신질환이 발생하여 투석을 해야 하게 된다. 따라서 신장염은 가장 심각한 증상으로 반드시 치료를 받아야 한다.

대개의 루푸스 환자에서 처음에는 신장염 증상이 나타나지 않으므로 루푸스가 의심되는 모든 환자에게 소변 검사를 받아야 한다. 소변 검사에서 루푸스 신장염이 의심되면 신장 조직 검사를 하여 조직형태에 따라 분류하고, 그에 따라 어떻게 치료할 것인가를 결정하게 된다. 증상이 가벼운 신장염의 경우에는 특별한 치료를 하지 않아도 되거나 스테로이드로 치료를 하면서 경과를 관찰할 수가 있고, 이미 신장이 손상되어 치료를 해도 회복될 가능성이 없으면 치료를 하지 않는다. 그러나 만약 증식성 신장염이고 염증이 나을 가능성이 있다면 대개 스테로이드 약물과 면역억제약물을 함께 사용하는 적극적인 면역억제치료가 필요하다. 이때 사용되는 면역억제약물은 사이클로포스파마이드이다. 이 약물은 여러 가지 종류의 암을 치료하는데 사용하는 항암제로 사용되기도 하는 약물이지만 암 이외의 다른 질환의 치료에도 널리 사용되고 있다. 치료는 처음 6개월간은 매달 주사를 맞게 되며, 이후로는 약 2년간 3개월마다 주사를 맞는 방법이 많이 사용된다. 현재 임상경험이 많지는 않지만 좀 더 독성이 적은 다른 약물을 사용하는 방법도 있다.

사이클로포스파마이드의 경우 누적용량이 늘어남에 따른 불임(난소와 고환의 기능상실), 탈모, 잦은 감염, 주사를 맞을 때 생기는 구역감 등의 부작용이 생길 수 있다. 최근에는 마이코페놀레이트가 신장염 치료에 사용되고 있다.

단백뇨가 있는 루푸스 환자의 일부에서는 신장 조직 검사에서 증식이 없이 막성(膜性) 사구체 변화가 있는데, 이러한 사람들의 예후는 증식성 신장염 환자들보다 양호하다. 그러나 단백뇨는 면역억제치료로 좋아질 가능성은 낮다.

루푸스 신장염은 지속되는 경향이 있어서 악화되면 다시 수년에 걸친 재치료를 받아야 한다. 또한 루푸스 신장염의 대부분 환자에서 발병 후 몇 년 후에는 보통사람들보다 빨리 고혈압이 생기기 때문에 혈압, 고지혈증, 고혈당을 조절하여 동맥경화를 예방하는데 주의를 기울여야 한다.

Q) 루푸스를 치료하는 새로 나온 약은 없는가?

전 세계에서 지속적인 연구를 통하여 새로운 약제가 계속 개발되고 있는 중이다. 새로운 약제들로서 생물학적 약물과 선택적 면역억제(세포독성) 약물이 여러 단계의 임상실험중에 있다. 대부분의 약물은 면역세포들인 림프구 중에 선택적으로 활성화된 것들을 제거하거나 무력화시킨다. 이러한 약물에는 항DNA항체를 만드는 B세포를 무력화시키는(면역관용) 펩타이드 물질인 LJP394, 림프구의 활성화를 억제하는 CD40L과 CTLA4 - 면역글로불린 융합 단백질에 대한 항체 약물, B림프구에 표면 단백질인 CD20에 대한 항체 약물 등이 있다. 또한 중증의 난치성 루푸스를 조혈줄기세포 이식으로 치료하는 방법이 연구되고 있다.

Q) 루푸스 환자인데 병원에 갈 때마다 매번 검사를 하던데, 무엇을 검사하는 것인가?

루푸스 질환을 치료하기 위해 병원을 다니면 질병의 활성도를 측정하기 위한 검사를 하게 된다. 질병의 활성도를 알아보기 위한 검사로는 항DNA항체, 보체(complement)물질 등이 있다. 또한 장기의 침범을 알기 위한 검사를 하게 되는데 이런 검사 중에 대표적인 것으로는 혈액의 상태를 알기 위한 혈색소치, 혈소판 수, 신장의 상태를 알기 위한 소변 검사, 혈청 크레아티닌 등이 있다. 약물을 사용하게 되면 약물의 부작용 등을 알아보기 위해 약제에 따라 백혈구 수, 간기능 검사 등의 검사를 해야 한다. 그러나 검사로 모든 것을 정확하게 알 수 있는 것은 아니며 질병의 활성도나 장기침범을 평가하는 데는 환자의 증상, 의사의 진찰이 매우 중요하다.

환자 수기 : 나는 이렇게 좋아졌다

저는 건강했습니다. 힘이 좀 약해서 팔씨름에서 이겨본 적이 없는 것과 시험 때만 되면 감기에 걸리는 것을 빼고는. 그나마도 악으로 버티며 병원이라고는 한 번도 간 적이 없었습니다. 그런데 중학교 3학년 여름 때부터 문제가 생기기 시작했습니다. 머리를 빗거나 감을 때마다 머리카락이 뭉텅이로 빠지고 입맛도 뚝뚝 떨어졌습니다. 그래도 저는 절대로 내 자신이 아프다고 생각하지 않았습니다. 여름이 지나고 가을과 함께 시험기간도 돌아왔습니다. 시험공부에 전념하다가 우연히 양호실에서 체중을 재고는 깜짝 놀랐습니다. 몸무게가 갑자기 불어 있는 것이 아닙니까? 밥을 먹지도 못하는데 몸무게가 늘고 피곤한 것도, 다리가 붓는 것도 공부하느라 애를 많이 써서 그런 줄 알았습니다. 몸의 부기는 눈에 띄게 심해졌습니다. 얼굴, 배, 다리. 그래도 저는 학생의 의무를 다하고자 열심히 공부해서 시험을 다보고 병원에 갔습니다.

병원에서는 입원해서 신장 조직 검사를 하자고 했습니다. 저는 '신장염인가 보구나!' 하고 생각했는데 갑자기 류마티스 내과로 전과가 되었습니다. 저는 이유도 모르고 열심히 신장염 식단을 받아오고 조직 검사를 받은 후 퇴원했습니다. 그리고 집에 가서 저의 병명을 알았습니다. "루푸스, 이름 참 예쁘네. 희귀병인가?" 하고 인터넷 검색을 한 저는 너무 놀랐습니다. 예후가 좋지 않다느니, 난치병이라느니. 제 생애에 그렇게 슬픈 적은 없었습니다. 정말로 밤새 울다가 지쳐서 잠들었습니다. 사이톡산과 스테로이드 치료는 시작되었고 이에 대한 부작용은 저를 더 지쳐가게 만들었습니다. 속도 울렁거리고 달덩이 같은 얼굴로 학교가기가 두려웠던 저는 귀가 얇아져서 나을 수 없다는 병원치료 말고 다른 대체의학치료를 하기로 했습니다. 벌침, 식초요법, 로열젤리 등 들으면 들리는 대로 다 해본 것 같습니다. 처음에는 증세가 좋아지는 것 같더니 몸무게도 10kg이 늘고 나중에는 상태가 더 엉망이 되었습니다. 그때서야 정신을 차린 저는 다시 병원으로 돌아갔습니다.

사실 그땐 병원에서도 손을 쓰기 힘들었습니다. 열이 40℃까지 오르락내리락 하고 몸무게는 시간이 지날수록 늘어 23kg이 불었습니다. 불과 4개월 동안 일어난 나의 무지에서 비롯된 끔찍한 일들이었습니다. 걸을 수조차 없어서 휠체어에 의지해서 다니게 되었고, 폐와 복부에는 물이 찼으며, 고혈압에 시달렸습니다. 루푸스가 뇌로도 온 것입니다. 다른 병원으로 옮긴 지 2주째에 폐에 물이 차서 누워 있기도 힘들고 숨쉬기도 너무 힘들었습니다. 저는 중학교 졸업식에 갈 수도 없었고 몸 상태가 더욱 나빠져 신장투석에다 매일 아침 인슐린으로 혈당을 조절해야만 했습니다. 10월말부터 시작된 저의 입원생활은 해가 바뀐 다음해 3월 중순에 막을 내릴 수가 있었습니다. 퇴원을 하긴 했지만 혼자 앉았다 일어나지도 못하고 걸음마부터 다시 배우고 있던 저는 처음으로 가야 하는 고등학교에 다닐 자신이 없었습니다. 한 달에 7일 가량은 외래를 계속 다니면서 치료를 받아야 했던 저는 고민 끝에 학교도 그만두게 되었습니다. 마음고생이 좀 심해서 외출하기도 싫었고 아침마다 인슐린 주사를 직접 내 배에 주사하는 것도 싫었고 점점 부어오르는 내 얼굴도 싫었으며 병원주사실에서 주사 맞기도 싫었습니다. 다행히 그 때는 루푸스에 대한 정보도 많이 알고 있었기에 당뇨병과 신부전 때문에 먹지 말아야 할 음식들이 한두 개가 아니었는데 식이요법도 철저히 했습니다.

그리고 긍정적인 생활태도를 갖기로 마음먹었고 웃음이 좋다는 이야기를 듣고 코미디프로, 만화책 등을 보면서 웃을 수 있는 기회를 최대한 활용해서 많이 웃었습니다. 그랬더니 점점 저의 몸 상태는 많이 좋아졌습니다. 퇴원하고 1년이 지난 지금 단백뇨가 조금 나오는 증상과 스테로이드를 먹어서 얼굴이 동그란 것을 빼고는 폐렴, 고혈압, 당뇨 등 나의 수많았던 루푸스 증상들은 사라졌습니다. 그 사이 검정고시에도 합격했고 남들보다 어리긴 하지만 올해에는 수능도 보려고 공부하고 있습니다. 지금도 꾸준하게 외래를 다니며 검사하고 약물치료를 받고 있지만 빨리 모든 약물을 먹지 않아도 되는 날을 기다리고 있습니다. 제가 이런 고생을 하면서 깨달은 것은 모르는 것이 약이 될 수도 있지만 내 병에 대해 관심을 갖고 많이 알고 또 많이 알아서 나를 안심시켜야 한다는 것입니다. 괜히 일어나지도 않은 심각한 합병증을 걱정하지 말고.

CHAPTER | 07

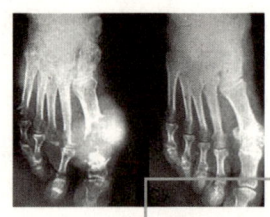

A   R

- 베체트병은 어떤 병인가?
- 베체트병은 희귀병이다?
- 입 안이 자주 헐면 베체트병이라고 보아야 하는가?
- 성기가 헐면 베체트병인가?
- 베체트병으로 시력을 잃을 수 있다는데 모든 환자에게 해당되는 일인가?
- 베체트병에서 나타나는 관절염은 류마티스 관절염과 어떻게 다른가?
- 베체트병으로 뇌가 손상될 수 있다는데 이때 어떤 증상이 나타나는가?
- 베체트병을 진단하는 검사는 어떤 것이 있는가?
- 베체트병 환자는 어느 진료과에서 치료 받는 것이 좋은가?
- 베체트병을 치료하는 약으로 어떤 것이 있는가?

CHAPTER 07

베체트병이 무슨 병이죠

CHAPTER 07

베체트병이 무슨 병이죠

> Q) 베체트병은 어떤 병인가?

　　베체트병은 1937년에 터키의 피부과 의사인 후루시 베체트(Hulusi Behcet) 교수가 처음으로 발견한 병이다. 그래서 베체트 교수의 이름을 따서 베체트병이라고 부른다.

　　왜 베체트병에 걸리는지에 대해서는 아직까지 뚜렷히 밝혀진 사실이 없지만 전신의 모든 장기에 생길 수 있는 만성 염증 질환이 베체트병이다.

　　베체트병은 조직학적으로는 정맥에 혈전을 잘 만들며 혈관염이 있는 것이 특징이다. 구강 궤양, 음부 궤양, 피부 증상 및 관절 증상 등 비교적 가벼운 증상에서부터 포도막염, 장 궤양 및 천공, 혈관계 증상 그리고 신경계 질환 등 주요 장기에 생길 수 있는 심한 상태까지 그 범위가 다양하다.

　　베체트병의 증상은 지역적으로 많은 차이를 보이고 있다. 우리 나라에서 발병하는 사례를 보면 중동지역이나 일본에 비해 발병연령이 늦어 30대의 연령층에서 많이 걸리며, 여자가 남자보다 1.5~2배 가량 많이 걸린다. 또한 생리식염수를 이용한 피부 반응 검사에서 양성 반응이 환자의 15~30% 가량에서 보고되고 있으며, 중동지역의 환자와 달리 장을 침범하는 환자가 비교적 많으나 안구나 중요한 혈관을 침범하는 환자는 적은 것으로 알려져 있다.

베체트병이 왜 생기는지와 기전에 대해서는 확실히 밝혀지지는 않았지만 오래 전부터 유전적인 소인이 있는 사람에서 감염 등 환경적인 요인이 면역 반응에 이상을 일으켜 여러 증상이 나타난다고 알려져 있다. 그러나 이러한 유전적인 요인이나 환경적인 요인의 차이가 베체트병의 임상 양상이 지역마다 다른 특징을 설명할 수 있는지는 아직 확실하게 밝혀진 것이 없다.

이 병이 왜 생기는지에 대한 원인이나 기전이 정확히 밝혀져 있지 않으므로 아직까지 이 병을 예방할 수 있는 방법은 알려져 있지 않다.

Q) 베체트병은 희귀병이다?

베체트병은 세계 여러 지역에서 발병하지만 특히 북위 30°와 45° 사이에 위치한 나라(동아시아와 중동지역)에서 발병 빈도가 높고 질병의 경과도 심하다. 이 지역에 사는 일반인들에게서 지금까지 알려진 베체트병의 가장 중요한 유전인자인 인간백혈구항원 HLA-B51의 검출빈도가 높다. 흥미롭게도 이는 옛 실크로드(ancient silk road)와 거의 일치하여 일본의 오노 박사는 베체트병을 실크로드 병이라고 명명하였다.

HLA-B51이라는 유전자를 가졌다고 하여 이 병이 모두 나타나는 것이 아니고, HLA-B51 유전자를 가지고 있지 않은 사람에게서 나타나기도 한다. 또 HLA-B51 유전자를 가진 사람에서도 일부 사람들만 병에 걸리기 때문에 베체트병은 유전병이 아니며 멘델의 유전법칙을 따르지도 않는다. 가족력이 있는 환자에 비해 가족력이 없는 사람들에게서 환자가 더 많지만, 환자의 직계가족 내에 발병률이 높다는 것은 이미 오래 전부터 알려져 있는 사실이다. 우리 나라에서는 가족력이 있는 환자의 비율이 외국보다 높아 10~15%까지 보고되고 있다. 이렇듯 유전병은 아니지만 베체트병의 발생에 유전인자가 밀접하게 관여한다는 증거는 많다.

성인의 발병률을 보면, 터키가 10만 명당 80~370명의 유병률을 보여 가장 많이 발생되고 있으며 우리 나라·일본·중국·이란·사우디아라비아 등에서의 유병률은 10만 명당 13.5~20명으로 보고되고 있다. 서양에서의 유병률을 보면 매우 낮아 영국은 10만 명당 0.64명, 미국은 10만 명당 0.12~0.33명의 유병률을 보인다.

Q) 입 안이 자주 헐면 베체트병이라고 보아야 하는가?

베체트병 환자의 97~99%에서 구강 궤양이 나타난다. 즉 거의 모든 환자가 구강 궤양이 있다고 보면 될 정도이다. 그러나 입 안이 헌다고 전부 베체트 병은 아니다. 재발성 구강 궤양을 유발하는 원인은 매우 많으며 각각의 원인을 확진하기 어려운 경우도 많다. 베체트병 이외에도 만성 소화장애증

(글루텐-민감성 장질환), 에이즈 환자에게서도 구강 궤양이 나타날 수 있다. 유전적인 요인으로, 또 여성의 경우에는 생리와 관련해서 입 안이 허는 경우도 있다. 음식물에 대한 과민 반응으로 입 안이 헐 수도 있고 질병의 치료에 쓰이는 치료약물이 유발원인이 되어 입 안이 헐기도 한다. 비타민 결핍(비타민 B, 엽산), 철분 결핍, 미세원소인 아연 결핍 등도 입 안을 헐게 하는 원인이 될 수 있다고 보고되고 있다.

정신적인 스트레스, 불안, 적개심 등도 구강 궤양을 가져오는 유발요인이 된다. 입 안에 상처를 입거나 마취하기 위해 주사바늘로 찌르다가, 칫솔질을 하다가 상처를 입어도 구강 궤양은 생길 수 있다. 또한 세균 감염이나 헤르페스 등의 바이러스에 감염이 되면 구강 궤양이 발생할 수가 있다. 이렇듯 수많은 요인이 작용하여 구강 궤양이라는 증상을 유발하는 것이므로 입 안이 자주 헌다고 베체트병은 아닌 것이다.

베체트병은 구강 궤양 이외에도 다른 특이한 증상들이 있고, 이런 증상들이 국제학회에서 정한 기준에 부합될 때 베체트병이라고 진단을 한다.

Q) 성기가 헐면 베체트병인가?

베체트병 환자의 약 85%에서 성기 궤양이 발생하지만 성기 궤양이 있을 경우 베체트명만을 생각하면 안 된다. 반복적으로 발생하는지, 통증이 있는지, 흉터를 남기는지, 성관계와 관련이 있는지, 다른 전신 증상들은 동반되어 있지 않은지 등에 관해 자세한 병력을 알아보는 것이 중요하다. 성기가 허는 경우는 베체트병 이외에도 크론병(crohn's disease), 바이러스 감염 등이 원인이 될 수도 있다.

베체트병에 의한 성기 궤양은 남자에서는 주로 음낭과 음경에 생기고, 여성에서는 음순에 생기나 질·자궁경부에도 생긴다. 성기 궤양의 경우 통증이 있고 모양은 구강 궤양과 비슷하지만 더 크고 깊으며 불규칙한 모양을 갖는다.

성기 궤양은 재발하며 흉터를 남긴다. 그 외에도 항문 주위나 코 속에 궤양이 같이 존재하는 경우가 있다.

> Q) 베체트병으로 시력을 잃을 수 있다는데 모든 환자에게 해당되는 일인가?

베체트병 환자의 30~70%에서 안구 증상이 나타나는데, 여자보다 남자에게서 더 흔하고 또한 더 심한 증상을 나타낸다. 보통 양쪽 눈에 동시에 증상이 나타나며, 발병한 지 2~3년 이내에 안구에 증상이 나타나는 특징이 있다. 실제로 전체 환자의 10~20%에서는 안구 증상이 베체트병의 맨 처음 증상으로 발현하기도 하지만 대개 구강 궤양이 나타난 후에 발생한다. 이때 전방 포도막염, 후방 포도막염, 망막의 혈관염 등이 주로 나타난다.

안구의 전방에 전방 포도막염이 있으면서 고름이 차서 층을 이루는 전방

축농(hypopyon)은 베체트병의 특징적인 안구병변이다. 다른 병변으로는 홍채모양체염, 공막염, 각막염, 초자체출혈, 시신경염, 망막정맥폐색, 망막혈관신생 등이 있다. 흥미롭게도 결막염이 나타나는 경우는 드물다. 환자들은 시야 흐림, 안구통, 눈부심, 눈물, 안구 주위 충혈 등의 증상을 호소하게 된다. 따라서 베체트병 환자가 이런 증상을 호소할 경우에는 반드시 안과 전문의의 진료를 받도록 해야 한다.

양쪽 눈에 포도막염이 만성적으로 반복해서 나타난다면 이는 예후가 좋지 않은 징후이다. 최근에 면역억제제를 사용하고 나서 치료 결과는 좋아졌지만 전방 포도막염, 후방 포도막염, 그리고 망막의 혈관염 등으로 인하여 눈병변을 가진 베체트병 환자 가운데 25%는 실명한다.

> Q) 베체트병에서 나타나는 관절염은 류마티스 관절염과 어떻게 다른가?

베체트병 환자의 약 50%에서 관절염이 나타나며 주로 무릎, 손목, 발목, 팔꿈치관절에 관절염이 생긴다. 대개는 한 개의 관절에서만 생기는 단일 관절염이지만 소수 관절(네 개 이하의 관절)에서 생기는 소수 관절염 형태로 나타나기도 한다.

베체트병에서의 관절염은 자주 재발하고 염증성 관절염(관절액에 백혈구의 수치가 2000개 이상인 경우)을 유발하지만 관절의 파괴(관절의 미란)를 일으키는 경우는 드물다. 또한 베체트병에서의 관절염은 좌우에 대칭적으로 생길 수도 있고, 한쪽에만 생길 수도 있다.

류마티스 관절염의 특징은 다섯 개 이상의 관절에서 나타나는 다발성 관절염이고, 대칭적이며 미란성 관절염이 잘 일어나며, 류마티스 인자가 양성 반응을 보이는 경우가 많다. 또한 척추관절염과 달리 HLA-B27과의 연관성이 없고 부착부염이 흔하지 않으며 눈 증상의 양상도 다르므로 베체트병은 척추관절염과는 다른 질환으로 간주되고 있다.

> Q) 베체트병으로 뇌가 손상될 수 있다는데 이때 어떤 증상이 나타나는가?

베체트병 환자의 약 5%에서 중추신경계(뇌와 척수)를 침범한다. 이에 따른 신경학적 증상은 베체트병이 나타나고 나서 5년 이내에 오는 것이 보통이고 대개는 남자에게서 생긴다. 뇌실질을 침범하는 경우가 가장 흔하며(80%), 이 중에서도 특히 뇌간을 침범하는 경우가 많다. 나머지 20%는 뇌실질이 아닌 부위에 침범하여 경막동혈전증, 무균성 뇌막염, 동맥혈관염과 같은 질환을 일으킬 수 있다. 임상 증상은 다양하지만 가장 흔한 증상은 두통, 양측성 추체로 징후, 편측부전마비, 행동이상, 괄약근 기능 장애 등이다. 이런 신경학적인 증상이 나타나면 이환율이 높아서 사망률은 약 5~10% 정도인 것으로 보고되고 있다.

말초신경을 침범하는 일은 별로 없다.

베체트병으로 뇌가 손상되었을 때 나타나는 가장 흔한 증상은 두통이다. 따라서 다음과 같은 경우라면 정밀 검사를 받아보는 것이 좋다.

첫째, 너무 심해서 어떻게 할 수 없을 정도의 두통인 경우

둘째, 일생에 처음 겪는 두통이거나 지금까지 겪은 두통 중 가장 심한 경우

셋째, 베체트병이 나타난 후 6개월 전후에 발생한 두통인 경우

넷째, 베체트병이 나타난 후 발생한 두통이 예전에 겪어 본 것과는 그 양상이 다를 경우

다섯째, 신경학적 검사에서 이상이 나타나거나 안저 검사에서 유두부종이 있을 경우

두통 이외에도 뇌간을 손상당했을 때는 뇌신경 장애, 구음 장애, 운동실조, 약간의 혼동상태, 의식저하 등이 나타난다.

베체트병에 의한 중추신경계 손상에서는 동맥보다는 정맥을 손상당하는 경우가 더 흔하다. 이 경우 MRI를 촬영해 보면 진단에 도움을 받을 수 있다. 이때 감별해야 할 사항으로는 다발성 경화증, 뇌졸중 등의 다른 신경과 질환과 베체트병을 치료하기 위해 사용하는 사이클로스포린이나 탈리도마이드에 의한 신경계 부작용 등이다.

이런 신경계를 침범하는 증상이 베체트병의 맨 처음 증상으로 나타나는 경우는 드물지만 첫 증상으로 나타난 경우에는 과거의 병력을 자세히 조사하거나 현재 구강 궤양이나 음부 궤양 등의 다른 전형적인 베체트병의 증상이 있는지를 살펴보아야 한다.

Q〉 베체트병을 진단하는 검사는 어떤 것이 있는가?

아직까지는 베체트병을 확진할 수 있는 검사법이 없어서 진단은 국제적으로 인정된 분류기준에 따라 임상증상에 의해서 결정되는데, 1990년에 국제 베체트병 연구회가 제안한 진단기준을 이용하고 있다.

먼저 반복적인 구강 궤양이 있어야 한다. 여기서 말하는 반복적이란 것은 1년에 3회 이상 발생한다는 것을 의미한다. 또한 반복적인 생식기 궤양이 있거나 안과의사의 진단을 받은 포도막염(홍채염)이 있어야 한다. 또 피부증상이 있는데, 결절성 홍반이라고 부르는 붉은색의 압통이 있는 반점이나 여드름 모양의 병변, 농포성 발진, 모낭염과 유사한 반점 등이 나타날 수 있다.

생리식염수를 이용한 피부 반응 검사에 양성 반응을 보이는 것도 베체트병을 진단하는 중요한 기준 중의 하나이다.

이 방법은 멸균된 주사기에 생리식염수를 넣고 환자의 전박부 피부에 피내 주사를 한다. 그리고 24~48시간이 지난 후에 반응을 관찰해 보면 정상인에서는 아무런 반응이 나타나지 않지만, 베체트병 환자는 주사바늘로 찔린 자리에 무균성 고름 물집(농포)이나 돋은 발진(구진)이 생긴다. 농포나 구진의 크기가 2mm 이상이면 양성으로 판정할 수 있다. 피부의 과민 반응으로 비정상적인 면역 반응이 나타난 결과가 농포나 구진이다. 일단 농포가 나타나면 진단에 큰 도움이 되나 농포가 나타나지 않더라도 베체트병이 아니라고 단정지어 말할 수 없다. 왜냐하면 이 검사는 질병의 경과에 따라 양성률이 달라지고 질병의 활동기인 경우에는 양성률이 높게 나오기 때문이다. 전 세계적으로 약 60%의 환자에서 양성률을 보이나 우리 나라에서의 양성률은 15~30%에 불과하다. 평소에 가시에 찔린 부위, 침을 맞은 부위, 주사를 맞거나 채혈한 부위가 바로 아물지 않고 곪는 현상이 있었다면 이런 검사를 하지 않고도 베체트병을 진단하는데 도움이 된다.

Q) 베체트병 환자는 어느 진료과에서 치료 받는 것이 좋은가?

베체트병은 우리 몸의 여러 장기에서 생기는 질환이기 때문에 베체트병을 치료하기 위해서는 류마티스내과, 안과, 피부과, 신경과, 산부인과 등의 협진이 필요하다. 베체트병의 증상이 어디에서 어떤 형태로 나타나느냐에 따라 관련 전문의들의 도움을 받아야 한다.

Q) 베체트병을 치료하는 약으로 어떤 것이 있는가?

현재까지 이 병의 정확한 원인이 밝혀지지 않았으므로 원인을 치료하기보다는 개개인에게 나타나는 증상을 조절하여 삶에 지장이 없도록 하는 것에 치료의 주안점을 두고 있다.

베체트병의 치료는 증상이 나타난 장기와 질병이 얼마나 심한가에 따라 환자마다 적절한 치료방법을 선택해야 한다. 일부에서는 치료를 하지 않아도 될 수 있으며 눈이나 중추신경계, 혈관에 증상이 나타난 경우에는 여러 약제를 함께 사용하여 치료하기도 한다. 즉 치료의 1차적인 목표는 증상을 조절하고, 염증을 조기에 완화시켜 비가역적인 장기의 손상이 오지 않도록 예방하는 것이다.

단순히 항염증제만을 사용할 수도 있고 면역억제제를 사용해야 되는 경우도 있다. 구강 궤양, 성기 궤양, 피부 증상에는 국소 스테로이드제를 바르는 것이 증상을 완화시키는 데 도움이 되고 콜키신이라는 약물을 투여하기도 한다.

관절염 증상이 나타났을 때는 비스테로이드성 항염제나 콜키신 등을 투여할 수 있으며, 중추신경계에 증상이 나타난 경우에는 다량의 스테로이드와 강력한 면역억제제인 사이클로포스파마이드를 병합하여 투여하기도 한다.

전방 포도막염에는 스테로이드 제제의 안약을 사용하며, 후방 포도막염에는 전신적인 스테로이드 제제와 면역억제제를 병합하여 사용한다.

약물은 흔히 복합적으로 사용하는데 이것은 치료 효과를 극대화시키고 부작용을 최소화하기 위해서이다. 이외에도 증상이 다양하게 나타나므로 다른 전문과의 협진도 필요하다.

베체트병의 경우 과거부터 여러 가지의 다양한 약물이 치료에 사용되고 있으며, 최근에는 일부 약제에 대해 대조연구의 결과 효과가 입증되기도 하였지만, 여전히 경험적인 치료에 의존하고 있어서 전문가들 사이에서도 논란의 여지가 있는 부분이 많다.

최근에 여러 가지의 약물과 면역억제제를 적절하게 사용하여 베체트병의 치료 결과가 향상되고 있지만 중추신경계나 큰 혈관에 베체트병이 있는 경우에는 아직 만족할 만한 성적을 얻지 못하는 실정이다. 이러한 가운데서도 종양괴사인자 억제제가 임상에 도입되어 기존의 약물치료에 반응하지 않는 환자에게 좋은 결과를 보이고 있다.

그렇다면 베체트병은 얼마나 오랫동안 치료를 받아야 할까? 이에 대한 정답은 아직 없으나, 최소한 약물로써 증상이 완전히 조절되어 안정화되었다고 판단될 때까지는 약물을 복용해야 할 것이다. 일부 예외적인 경우는 있으나 아무리 심한 증상이 있었더라도 환자가 2년 동안 증후를 보이지 않을 경우에는 약물 복용을 중지할 수 있다. 그러나 혈관이나 안구를 침범한 경우에는 증상이 완전히 없어지기는 쉽지 않으므로 거의 평생 동안 치료를 할 수도 있다. 베체트병은 증상이 완화되고 악화되는 반복하는 과정을 겪는다. 전체적인 병의 활성도는 일반적으로 시간이 지날수록 줄어든다.

C H A P T E R | 0 8

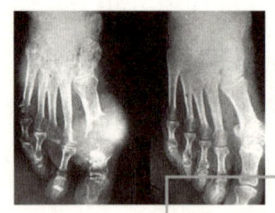

A   R

- 골다공증의 증상에는 어떤 것이 있는가?
- 골다공증이 있으면 관절이 아픈가?
- 골다공증은 어떻게 진단하는가?
- 발이나 팔에서 측정한 골다공증 검사 결과가 허리에서 측정한 결과와 다른 이유는?
- 골다공증을 예방하려면 어떻게 해야 하는가?
- 칼슘 약은 누구나 먹을 수 있는가?
- 칼슘 약은 하루에 얼마나 먹어야 하는가?
- 골다공증 진단을 받고 칼슘만 섭취하고 있는 사람이 또 다른 치료약을 먹어야 하는가?
- 골다공증 약을 먹으면 유방암에 걸리는가?
- 골다공증이 좋아지고 있는지를 알 수 있는 방법은 어떤 것이 있는가?

CHAPTER 08

H R I T I S

뼈를 부러뜨리는
골다공증

CHAPTER 08

뼈를 부러뜨리는
골다공증

Q) 골다공증의 증상에는 어떤 것이 있는가?

골다공증은 가장 흔한 대사성 골질환이다. 특히 노인에서 골절의 위험이 증대되기 때문에 공중보건학적으로도 매우 중요한 의미를 지니는 질환이다.

골다공증에 관한 정의를 살펴보면, '1993년 Anon의 정의에서는 골량이 감소하고 미세구조가 악화되어 골절이 일어나기 쉬운 상태로 되는 것이 특징인 질환이었다. 그러나 2001년 미국 국립보건원(NIH)에서 정의한 골다공증은 골의 강도가 손상되어 골절의 위험이 높아지는 골격 질환으로 그 개념이 바뀌었다. 골의 강도는 1차적으로 골밀도와 골의 질의 합에 의해 결정된다'로 골의 질 개념이 보강되었다. 이것은 뼈의 내구력 및 취약성이 골밀도로 표시되는 골량(bone mass) 이외에도 여러 인자들에 의해 결정된다는 인식이 확산되면서 이를 반영한 결과이다. 골밀도가 높더라도 골의 품질이 떨어지면 골절의 위험이 높아지게 된다.

가장 흔하게 골절이 일어나는 부위는 척추뼈이다. 그 외에도 손목뼈, 허벅지뼈 등에서 골절이 잘 일어난다. 이런 골절이 일어나기 전에는 보통은 증상이 없다. 척추뼈의 골절이 일어나면 대개 요통이 나타나고, 허리가 굽어지기도 하며, 키가 작아지기도 한다. 그 밖의 부위에 골절이 일어나면 통증과 함께 부으며 X-선 검사에서 골절을 확인할 수가 있다.

Q) 골다공증이 있으면 관절이 아픈가?

관절염은 없고 골다공증만 있다면 이론적으로는 관절이 아픈 증상은 없다. 그러나 관절염과 골다공증을 동시에 가지고 있는 사람이 많고, 이 때 질병의 발생과 진행에 서로 영향을 끼치기 때문에 환자들은 흔히 이 두 질환에 의한 증상을 혼동할 수 있다. 또한 일부 관절염 환자에서의 골다공증 및 골절의 빈도가 일반 인구에서보다 높게 발생하기 때문에 이런 환자에서의 골다공증의 진단과 치료의 기준을 일반인과는 달리 적용하는 경우도 있다.

Q) 골다공증은 어떻게 진단하는가?

골 조직 검사를 해보면 진단을 내릴 수 있지만 실제 임상에서는 많이 사용되지 않는다. 임상에서는 골의 강도를 쉽게 측정할 수 없기 때문에 골의 강도를 결정하는 중요한 인자인 골밀도를 측정하여 골다공증이라고 진단하게 된다. 일반 X-선 사진을 통해서 뼈의 형태나 피질골 두께의 감소, 골절 등은 관찰할 수 있으나 민감도가 매우 낮아서 골량이 30% 가량 감소되어야 골다공증이 있는 것이 명확해진다. 그래서 임상에서는 이중에너지 방사선 흡수계측기(DEXA : dual Energy X-ray Absorptiometry)를 이용하여 측정한 골밀도를 가지고 골다공증인지 아닌지를 판정하게 된다. 이 방법을 사용하면 짧은 시간에 힘들이지 않고 골밀도를 정확하게 측정할 수 있다.

1994년 WHO(세계보건기구)에서 골다공증의 진단기준을 건강한 젊은 성인의 평균 골밀도와 비교하여 이보다 2.5배의 표준편차 이하인 경우(이것을 'T값이 -2.5 이하' 라고 부름)로 정하였다. 골밀도만으로 골절의 위험을 예측하는데 한계가 있지만 현재까지 이 T값을 기준으로 골다공증을 진단하고 치료에 대한 반응을 평가하고 있는 실정이다. T값이 음의 값일수록 골밀도는 더 감소한 것이며, 골절의 위험성은 증가하게 된다. T값이 -1~-2.5이면 골감소증이고, -2.5 이하 값이면 골다공증으로 진단한다.

골밀도의 측정은 다음과 같은 상황에서 시행할 수 있다.

첫째, 에스트로겐 결핍이 있는 여성에서 낮은 골량에 대한 호르몬 대체요법의 시행을 결정하기 위하여 시행할 수 있다.

둘째, 척추의 이상이나 방사선적으로 골량의 감소가 있을 때 척추의 골다공증을 진단하고 치료하기 위하여 시행할 수 있다.

셋째, 당질코르티코이드를 장기간 사용하는 환자에서 골량을 측정하기 위하여 시행할 수 있다.

넷째, 1차성 무증상 부갑상선기능항진증 환자에서 골량을 진단하여 골격 질환의 위험도를 확인하고 수술 적응증을 결정하기 위하여 시행할 수 있다.

이외에도 골밀도의 측정은 골다공증의 예방을 위한 선별 검사, 골다공증 치료의 효과 판정, 빠른 골량 소실 환자를 확인하기 위하여 사용할 수 있다.

> **Q)** 발이나 팔에서 측정한 골다공증 검사 결과가 허리에서 측정한 결과와 다른 이유는?

골밀도 측정기는 측정 부위와 방법에 따라 여러 종류가 사용되고 있다. 그 가운데 가장 표준이 되는 검사는 이중에너지 방사선 흡수 계측기(DEXA)를 이용하여 요추와 대퇴경부의 골밀도를 측정하는 것이다. WHO에서도 이 표준방법을 기준으로 골다공증을 분류하고 있다. 이중에너지 방사선 흡수 계측기로 척추, 대퇴골 이외에도 전완부와 같은 말단골의 골밀도도 측정할 수 있다.

말단골의 골밀도 측정만을 목적으로 개발된 pDXA(peripheral DXA)는 크기가 작아서 이동하기가 쉽고 저렴하여 1차 진료 기관에서 많이 사용되고 있다. 전완부나 종골(발뒤꿈치뼈)에서 골밀도를 측정하며 검사시간이 짧기 때문에 집단 선별 검사에도 유용하다. 최근에 국제임상골밀도학회(ISCD)에서는 전완부의 경우 피질골이 풍부한 요골(radius) 중간의 33% 부위를 측정하도록 권장하였다. ISCD에서 권장하는 말단골 골밀도 측정의 적응증은 요추나 대퇴골의 골밀도를 측정할 수 없는 경우, 부갑상선기능항진증과 같이 소주골에 비하여 피질골의 골소실이 현저한 경우, 매우 비만하여 이중에너지 방사선 흡수 계측기 측정대에 눕기 어려운 경우에 국한하여 사용하도록 하였다.

많은 연구 결과, 골절 위험도를 평가하는데 말단골 골밀도 측정법이 유용하다는 사실이 밝혀졌다. 그러나 말단골 골밀도 측정법의 종류가 매우 다양하기 때문에 많은 문제점이 발생하고, 어떻게 적용하고 진단하며 추적 검사에 사용할 것인가에 대해서는 아직까지 해결되지 않은 내용들이 많다.

참고로 설명하면 2002년 ISCD에서 말단골 골밀도 측정법의 이용에 대하여 WHO의 T값 골다공증 진단기준은 말단골 골밀도 측정법에 적용할 수 없고, 각 기기마다 골다공증 진단에 적합한 수치가 설정되어야 하며, 치료 후 변화를 판정하거나 추적 검사에는 사용할 수 없고, 말단골 골밀도 측정법은 폐경 후 여성에서 가장 유용하게 사용될 수 있다고 공식적인 입장을 표명하였다. 따라서 각 측정기마다 적절한 기준이 설정되기 전까지는 임상 진료에 적용하기는 곤란할 것 같다. 이는 말단골 골밀도 측정법이 경제적이고 편리하게 사용할 수 있는 장점이 있는 한편 해결해야 할 숙제가 있음을 보여주고 있다.

Q) 골다공증을 예방하려면 어떻게 해야 하는가?

뼈가 건강해지려면 칼슘과 비타민 D를 충분히 섭취하고, 규칙적인 체중부하 운동을 하며, 담배를 피우지 않아야 하고 기타 골밀도에 악영향을 끼치는 행위를 하지 않아야 한다. 때문에 골다공증을 예방하려면 이런 일들을 잘 실천하는 것이 중요하다.

무엇보다도 우선 균형 잡힌 식사가 중요한데, 식사 전체의 균형을 생각하면서 칼슘과 인, 단백질, 비타민 D가 풍부한 음식을 섭취해야 한다. 이러한 영양소가 풍부한 식품으로는 우유 이외에도 칼슘을 다량 함유한 두부, 녹미채, 시금치, 새우, 정어리, 참깨 등이 있다.

비타민 D는 위장관에서 칼슘을 흡수하고 뼈로 운반하는데 꼭 있어야 하는 필수 영양소로서 뼈의 재형성(bone remodeling)에 일부 관여하고, 직접적으로 혹은 간접적으로 근육의 강화와 균형을 유지하는데 관여한다. 기름진 생선과 간유를 제외한 대부분의 식사에는 비타민 D가 충분하게 함유되어 있지 않다. 그러나 우유나 오렌지 주스와 같은 일부 식품을 통해서 비타민 D를 섭취할 수 있다. 또한 햇빛을 쬐면 피부에서 만들어지기도 한다. 매일 400~800 IU의 비타민 D를 보충해 주면 대개는 충분하다. 또한 시중에 나와 있는 종합 비타민제에는 400 IU의 비타민 D가 함유되어 있고 일부 칼슘제제에도 100~200 IU의 비타민 D가 함유되어 있다.

칼슘과 비타민 D는 최근에 폐경된 사람에서는 골소실을 막지는 못하지만 늦출 수는 있다고 한다. 그러나 오래 전에 폐경된 여성에서는 골소실을 예방하여 척추뼈나 그 외 뼈의 골절률을 낮춘다는 사실이 알려져 있다.

골대사에 중요한 비타민 D가 햇빛이 있을 때 피부에서 만들어지므로 무리를 하지 않는 범위 내에서 운동을 생활화하도록 하는 것이 좋다. 체중을 실어서 하는 운동, 즉 걷기 운동 같은 것을 예로 들 수 있다. 한 번에 40분 이상, 일주일에 4번 정도 걷기 운동을 하는 것이 좋으며 0.5~1kg 정도의 물건을 들고 걷는 것은 몸에 무리가 없다. 또 척추 강화 운동을 하는 것이 도움이 된다.

대개 골다공증에 의한 골절은 외상을 당하거나 넘어지고 나서 발생하는 경우가 많으므로 넘어지지 않도록 해야 하며, 불필요한 힘이 골격계에 가해지지 않도록 주의를 해야 한다. 다시 말해서 무거운 물건을 들어올리거나 관절에 심한 충격을 가하거나 세게 밀거나 잡아 끄는 행위, 몸을 과도하게 굽히는 동작 등은 피해야 한다.

청력이나 시력에 장애가 있다면 교정해 주는 것이 좋고, 생활하는 장소의 바닥을 평평하게 해주어야 한다. 또한 조명은 밝게 하고 그림자가 지지 않도록 해주어야 한다. 야간에는 집 안 구석 구석에 전등을 켜 놓아 밝게 하고, 전화기는 쉽게 이용할 수 있는 위치에 놓고, 전선은 짧게 정리하여 지나다니는 곳에 놓여 있지 않도록 주의해야 한다. 또한 통로를 말끔히 정돈하여 어수선하지 않게 해야 하며, 발 밑이나 침대 근처에 애완 동물이 없도록 해야 한다. 욕조, 샤워기, 좌변기 근처에는 손잡이를 설치하며 욕조의 바닥이나 목욕탕 바닥이 미끄럽지 않게 만들어야 한다. 또한 물이 잘 빠지게 하여 목욕탕 바닥이 미끄럽지 않게 해야 한다. 계단에는 양쪽에 손잡이를 부착하고, 손잡이 표면은 미끄럽지 않은 것으로 해야 한다. 또한 통로 등에 쌓아 놓은 물건을 치워 걸려 넘어지는 일을 예방하도록 한다. 신발은 발에 잘 맞는 것을 착용하고 걷기가 불편하면 지팡이 등을 사용한다. 무엇보다도 매사에 서두르지 말고 천천히 일을 하도록 해야 한다.

Q) 칼슘 약은 누구나 먹을 수 있는가?

골다공증의 예방과 치료에 충분한 양의 칼슘 섭취는 최우선적으로 필요한 영양과제라고 할 수 있다.

그러나 요로결석이 있었던 환자는 어떨까? 여기에 대해서는 이견이 있다. 칼슘 섭취를 많이 하면 요로결석이 발생할 위험성이 적어지는 것 같다는 주장과 오히려 약간 증가시킨다는 상반된 주장이 있어서 아직 뚜렷한 결론은 없는 상태이다. 하지만 식품으로 칼슘을 섭취하게 되면 요로결석의 주성분인 옥살산염(oxalate)과 결합하여 우리 몸에 유리한 방향으로 작용을 한다. 따라서 요로결석이 있거나 과거에 있었던 환자는 필요 이상의 칼슘을 과도하게 섭취할 필요는 없다. 그렇다고 칼슘의 섭취를 제한할 필요는 없다고 생각된다.

또한 칼슘제제는 비교적 부작용이 없이 잘 복용할 수 있지만 칼슘 복용자 중에서 약 10%는 변비와 소화불량 증세가 나타나서 장기간 동안 복용하기 어려운 경우가 있다. 이런 경우에는 다른 칼슘제제로 바꾸거나 복용시간을 바꾸어 보면 부작용 없이 복용할 수 있다.

Q) 칼슘 약은 하루에 얼마나 먹어야 하는가?

성인 남자와 50세 이상의 여성에게 권장되고 있는 칼슘의 1일 섭취량은 1200 mg이다. 좀 더 자세하게 구분해 보면 폐경 여성이면서 아직 호르몬대체요법을 받지 않고 있는 여성의 경우에는 1200~1500 mg이 필요하며, 폐경 전의 여성이거나 남성 혹은 호르몬대체요법을 시행중인 폐경 여성의 경우에는 1000~1200 mg이 필요하다.

식사로 섭취하는 칼슘의 양이 보통 500~600 mg이므로 600~700 mg은 추가로 보충해 줘야 한다.

Q) 골다공증 진단을 받고 칼슘만 섭취하고 있는 사람이 또 다른 치료약을 먹어야 하는가?

칼슘은 뼈의 무기질화에 반드시 필요한 영양소이다. 그러나 골다공증의 치료제로 사용하거나 골절이 될 위험을 낮춰 줄 목적으로 칼슘만 단독으로 사용하는 데는 이견이 있다.

최근의 연구 결과를 종합해 보면 칼슘을 단독으로 사용하더라도 작기는 하지만 의미 있는 골밀도의 개선 효과가 있다는 사실이다. 그러나 현재 임상에서 사용하는 일반적인 치료방법은 칼슘 단독요법보다는 1일 요구량의 칼슘을 보충해 주면서 여기에 다른 약제를 병합하여 사용하는 것이다.

골다공증 치료제는 골흡수억제제와 골형성자극제로 나눌 수 있다. 골흡수억제제로는 칼슘, 비타민 D 이외에 칼시토닌, 에스트로겐, 알렌드로네이트(포사맥스), 리세드로네이트(악토넬), 에티드로네이트, 파미드로네이트, 이반드로네이트, 졸레드로네이트, 선택적 여성호르몬 수용체 조절제(랄록시펜: 에비스타, 라소폭시펜, 티볼론) 등이 있다. 또 골형성자극제로는 부갑상선호르몬, 불화나트륨, 스트론티움 등이 있다.

현재 임상에서 많이 사용되고 있는 골다공증 치료제는 대부분이 골흡수억제제로서 골흡수를 억제하여 골교체율(bone turnover rate)을 낮추는 것이 주된 작용으로, 기대되는 효과는 골소실률을 낮추는 것이다. 골흡수와 골형성은 밀접하게 연결되어 있기 때문에 골흡수억제제를 사용하면 수개월 후에 골형성도 감소되어 새로운 평형상태에 도달하게 된다. 따라서 새로운 평형상태가 이루어지기 전에는 약간의 골형성이 증가되나 이후에는 골형성의 증가는 없고 골소실률만 감소하게 된다. 이러한 효과는 골교체율이 증가되어 있을 때 뚜렷하게 나타난다. 그러나 골량이 증가하지 않더라도 골절률은 현저히 감소되는 사실이 증명되었으며, 이는 아마도 골의 질 또는 미세구조가 좋아짐에 따라 그러한 것으로 여겨진다.

Q〉 골다공증 약을 먹으면 유방암에 걸리는가?

 폐경 후 여성에서 골량이 감소되어 골다공증이 오고 노년 여성에서 골절이라는 생리적 결과를 가져온다. 따라서 폐경 후 여성의 골량 감소에 여성호르몬이 중요한 영향을 미친다고 알려졌고, 여성호르몬 치료를 하면 골량의 감소를 예방하는 것으로 널리 알려져 있다. 즉 폐경 여성에게 에스트로겐을 투여하면 파골세포의 활성도를 억제시키는 것으로 알려져 골다공증 예방제로 사용되어 왔다. 여성호르몬을 골다공증 여성에게 장기간 사용하여 골밀도가 증가되는 사실을 증명하려는 WHI(Women's Health Initiative : 여성건강에 대한 주도적 연구) 연구는 연구 도중에 불행하게도 여성호르몬에 의해 유방 및 난소에 생기는 문제점이 노출되어 여성호르몬의 사용이 급격한 감소를 보이게 되었다.

 WHI 연구는 미국국립보건원에서 주관하여 건강한 폐경 여성에서 호르몬 치료가 허혈성 심장 질환과 유방암 위험에 미치는 영향을 평가하기 위한 대규모(27,500명)의 장기간(8.5년 예정)에 걸친 임상실험이었다. 이 연구는 2002년 7월 에스트로겐+프로게스테론(에스트로겐 0.625mg/d+메드록시프로게스테론 아세테이트 2.5mg/d) 투여군에서 투여하지 않은 군에 비해 유의하게 증가하는 유방암 위험도와 심혈관 질환의 증가(관상동맥 질환, 뇌졸중, 정맥 혈전색전증)로 인해 연구가 조기(5.2년)에 중단되었다. 또한 2004년 3월 에스트로겐 단독 투여군에서는 안전상의 문제는 없었으나 약간의 뇌졸중 증가와 허혈성 심질환에 대한 1차 예방으로써 의미가 없다는 이유로 조기 중단되었다. 이 연구 결과가 발표된 후 많은 여성들이 그 동안 골다공증 치료와 예방에 널리 사용되어 왔던 여성호르몬의 사용을 꺼려하게 되었다.

> Q) 골다공증이 좋아지고 있는지를 알 수 있는 방법은 어떤 것이 있는가?

골흡수억제제 치료를 받은 후 표준 골밀도 측정법을 사용하여 추적 검사를 해야 한다. 그러나 추적 골밀도 검사에서 골밀도가 좋아진 정도에 비례하여 골절의 위험도가 줄어들지는 않는 것으로 보고되고 있어서 골밀도 이외의 다른 요소가 골강도에 관여함을 알 수가 있다. 또한 골대사를 반영하는 생화학 표지자를 측정하면 치료 후 변화를 골밀도 변화보다 빨리 예측할 수 있을 것으로 기대된다. 이런 경우 말단골 골밀도 측정법만으로 진료해야 할 경우 추적 검사의 한계점을 보완할 수 있을 것으로 기대된다.

뼈가 분해되고 생성되는 상태는 혈액 검사와 소변 검사로 여러 가지 생화학 표지자들의 수치를 검사함으로써 확인할 수 있다. 이런 검사들은 골밀도를 정확히 반영하지는 못하지만 주기적으로 검사함으로써 치료 효과를 판정하는 데는 많은 도움이 된다.

CHAPTER | 09

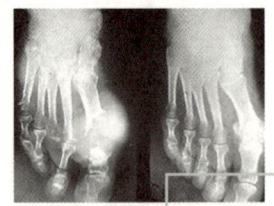

A R

- 류마티스 질환의 미래는 어떻게 되는가?
- 미래에 류마티스 질환의 진단은 어떻게 하게 될까?
- 앞으로 류마티스 질환의 치료는 어떻게 진행되는가?

CHAPTER 09

류마티스 질환, 앞으로 어떻게 될까?

CHAPTER 09

류마티스 질환, 앞으로 어떻게 될까?

> **Q) 류마티스 질환의 미래는 어떻게 되는가?**

현재 관절염 증상이 있는 경우의 유병률은 전체 인구의 약 30%에 달하며, 약물치료가 필요한 관절염 증상이 있는 환자의 수는 전체 인구의 약 20%에 이른다.

흔한 류마티스 질환을 살펴보면 요통의 경우에는 전체 인구의 80%에서 일생에 한 번은 경험하게 되고 골관절염은 유병률이 전체 인구의 12%, 70세 이상 인구의 약 40%나 된다. 류마티스 질환의 대표적인 질환인 류마티스 관절염을 가지고 있는 환자의 경우는 전체 인구의 1% 정도이지만 환자의 80%가 생활 속에서 불편을 겪고 있으며, 환자의 약 25%는 일상생활이 불가능하다. 류마티스 관절염 환자의 경우에 병이 발생한 지 10년 이내에 절반 정도에서 질환으로 인하여 직업을 잃는 것으로 알려져 있다. 더구나 이러한 류마티스 질환에 걸릴 경우 평균 수명이 약 10년이 짧아지며, 생활에 장애를 가져와 경제적으로 큰 부담이 된다.

WHO에서는 2000년부터 2010년까지를 '뼈와 관절 10년(bone & joint decade)'으로 지정하고 전 세계적으로 근골격계 질환에 대한 건강문제를 해결하기 위하여 노력하고 있으며, 세계 각국에서는 이러한 문제를 해결하기 위해 연구와 관리를 시행하고 있다.

　우리 나라의 경우 65세 이상 인구비율이 1980년 3.8%, 1990년 4.6%, 2002년 7.9%로 노인인구가 폭발적으로 증가하고 있어 골관절염, 골다공증 및 기타 근골격계 질환이 큰 건강문제가 되어 사회적으로 또 경제적으로 부담이 상당할 것으로 예상된다.

Q) 미래에 류마티스 질환의 진단은 어떻게 하게 될까?

　인간게놈(genome) 프로젝트를 통해서 모든 인간 유전자의 염기서열이 밝혀지면서 유전자의 연구가 매우 발전하게 되어 이제는 세포나 조직에서 어떤 유전자가 발현되는지를 파악하는 것이 가능해졌다. 최근에는 마이크로칩에서 수백 개 이상의 유전자를 한꺼번에 검사할 수 있게 되었으므로 문제가 되는 유전자가 존재하는지와 발현되는 유전자가 어떤 것인지를 보다 손쉽게 알 수가 있다. 이렇게 여러 개의 유전자를 전체적인 관점에서 상호복합적으로 파악하여 연구하는 학문을 유전체학(genomics)이라고 한다. 각 개개인의 질환에 작용하는 유전자가 존재하는지를 알 수 있으면 그 사람이 질환에 걸릴 확률이 어느 정도인지를 추정할 수가 있다. 그리고 약물의 치료에 관련되는 유전자가 있으면 더 잘 치료가 된다든가 치료의 부작용이 심하다든가 하는 것도 알 수 있을 것이다. 대다수의 류마티스 질환은 다양한 유전자가 복합적으로 작용하여 발생하는 것으로 알려져 있다. 따라서 유전체학이 발달할수록 질환의 발생에 대해 더욱 깊이 알 수 있게 되고, 유전자 검사를 함으로써 질환의 발생 가능성을 예측한다거나 확실하게 진단을 할 수 있을 것으로 보여진다.

또한 유전자가 발현되면 최종 결과로 단백질이 생성되는데, 이 단백질들의 복합작용에 대한 연구를 단백체학(proteomics)이라고 한다. 단백체학을 이용하면 각각의 질환, 조직에서 발현되는 단백질을 파악할 수가 있다. 단백질은 유전자보다는 질환과 좀 더 직접적으로 관련되어 있어서 질병 진단에 더욱 유용하게 이용된다. 예를 들어서 질환에 발현되는 단백질은 농도가 높아져 있을 것이므로 혈액이나 관절액 등을 얻어서 이를 분석하면 진단에 매우 도움이 될 것이다. 또한 질환을 치료하는 과정 중에 단백질의 농도가 감소한다면 치료에 이용할 수도 있을 것이다. 또한 어떤 종류의 단백질이 발현되면 A라는 치료법이 효과적이고, 다른 종류의 단백질이 발현되면 B라는 치료법이 유용하다면 이에 따라 치료할 수도 있다. 이러한 진단과 치료에 이용될 수 있는 물질을 생물표지자(biomarker)라고 한다. 류마티스 질환은 질환의 경과가 다양하여 악화와 호전을 반복하는 경우가 많은데, 이러한 생물표지자를 이용하면 유전자를 통해서 알 수 있는 것보다 직접적으로 질환의 현재 상태를 평가할 수 있게 되어 현재 상태에 적합한 치료를 할 수가 있게 될 것이다. 또한 질환의 발생이나 증상의 악화보다 미리 농도가 변화하는 생물표지자가 발견되면 질환이 발생하거나 증상이 악화되기 전에 예방하는 것이 가능해질 것이다. 현재 생물표지자는 지속적으로 연구되고 있으며, 앞으로 단백체학 등의 발전으로 유용한 생물표지자가 더 많이 개발될 것으로 전망된다.

　류마티스 질환의 진단에서 또한 중요한 발전은 영상의학의 발전이다. 최근에 자기공명영상(MRI)의 발전이 급속도로 이루어지고 있다. 골관절염의 경우 관절연골이 손상되는데 3차원 입체영상으로 관절의 구조를 재구성하여 관절에 아주 미세한 손상이 있어도 미리 알 수가 있으며, 이를 정량화하여 어느 정도 손상이 생겼는지도 평가할 수 있게 되었다.

　기존의 진찰과 일반 방사선 사진으로는 관절 손상이 많이 진행되기 전에는 미리 알기가 어려웠고, 또한 방사선 사진상에서 보이는 손상 정도와 환자들이 호소하는 증상의 정도가 관련성이 별로 없다. 그러나 이러한 MRI를 이용하면 질병의 초기부터 병변을 파악하여 진단할 수가 있고, 특정한 부위가 증상을 초래한다든가에 대한 좀 더 자세한 연구 결과가 쌓일 것이다. 그렇게 되면 질병의 치료를 언제 시작해야 하는지 또 어떤 약물이 실제로 관절의 회복에 얼마나 효과가 있는지 알 수가 있고, 좀 더 효과적인 치료법이 개발될 것이다.

Q) 앞으로 류마티스 질환의 치료는 어떻게 진행되는가?

최근의 연구 상황을 보면 몇 가지의 치료법이 가능성을 보이고 있다. 이를 살펴보면 이전에 개발된 류마티스 질환 치료의 약물 부작용이나 불편함을 개선시켜서 더욱 치료가 쉬워지고 있으며, 질환의 발생을 더욱 잘 이해하게 되어서 이를 표적으로 하는 치료가 시도되고 있다. 각 류마티스 질환의 다수가 자가면역 질환인데, 자가면역 질환은 자신의 면역계통에서 이상이 생겨서 면역세포들이 자신의 조직과 세포를 공격하여 염증이 발생하는 질환이다. 이 자가면역과정에서 중요한 역할을 하는 면역세포는 대식세포와 림프구이다. 현재 진행되고 있는 주요한 신약의 개발 목표는 이 림프구를 공격하여 무력화시키거나 대식세포와 림프구에 작용하는 물질을 표적으로 삼아 제거하는 것이다.

류마티스 관절염에서 종양괴사인자(TNF)-α라는 물질의 중요성이 알려져 있는데, 종양괴사인자(TNF)-α는 대식세포에서 분비되는 물질로 다른 세포들을 자극하여 염증을 촉진하게 된다. 최근에 이 물질이 세포의 수용체에 결합하는 것을 차단하는 약물인 이터나셉트와 인플릭시맙 등이 개발되어서 성공적으로 임상에서 쓰이게 되었다. 이러한 약물은 류마티스 관절염 이외의 질환에서도 효과가 있는 것으로 밝혀지고 있다. 또한 림프구에 작용하는 물질인 인터루킨-2(IL-2)를 차단하는 약물인 아나킨라도 개발되어 사용되기 시작하였다. 또한 림프구 자체를 공격하는 치료 약물로는 리툭시맙이 있다. 이 약물은 림프구의 세포 표면에 있는 CD20이라는 분자에 부착하여 세포를 제거하는 항체로 원래 악성종양의 일종인 림프종의 치료에 도입되었으나 현재는 루푸스 등 자가면역 질환에서 치료제로 시도되고 있다. 류마티스 질환은 매우 다양한 인자들이 복합적으로 작용하여 병을 일으키기 때문에 하나의 원인을 찾아서 완치시키는 것은 어렵지만 앞에서 설명한 것처럼 질환의 발병과정에 작용하는 특정한 세포, 물질에 대한 약물을 찾아내어 보다 효과적이고 부작용도 적은 치료제가 개발되고 있다. 시간이 지나면 이러한 약물이 많이 개발되어 질환을 거의 완벽하게 조절할 수 있을 것이다.

류마티스 관절염에서는 최근에 인간의 면역계를 구성하는 HLA복합체의 유전자 부위에 특정한 유전자 변화가 있으면 이에 따라 레미케이드(인플릭시맙)에 대한 치료반응이 달라진다는 것이 알려지게 되었다. 기존의 치료제인 메토트렉세이트에 대한 치료법을 연구하는 연구에서도 HLA복합체의 유전자 특정 부위가 치료효과와 관련되어 있다는 것이 밝혀졌다. 유전자를 이용한 진단에서 언급한 것처럼 각자의 개인별 치료반응을 어느 정도 예측할 수 있게 되고 더욱 효과적인 치료를 선택할 수가 있게 되었다. 즉 개개인의 특성에 따른 개별화된 진료를 할 수 있게 된 것이다. 또한 발전된 영상의학의 도움으로 조기 류마티스 관절염을 찾아낼 수 있게 되었다. 질병을 조기에 치료하면 질환의 진행을 효과적으로 억제하여 관절이 파괴되고 장애가 남는 것을 예방할 수 있다. 앞으로 개발될 수많은 약물 중에 치료효과가 좋을 것으로 예상되는 적합한 약물들을 골라 조기 류마티스 관절염 환자에게 사용하여 치료한다면 류마티스 관절염으로 인한 장애가 거의 사라질 수도 있을 것이다.

류마티스 관절염 이외의 다른 질환에서도 이와 같은 변화가 있을 것으로 예상한다. 흔히 말하는 유전병에서는 잘못된 유전자 때문에 질환이 발병하는데, 분자 수준에서의 진단 검사, 유전학적인 상담과 관리에서 매우 발전할 것이다. 루푸스에서는 특별히 질병의 발생과 장기 손상에 대한 유전자의 영향과 질병 기전이 좀 더 자세히 밝혀질 것이다. 루푸스의 임상양상이 다양한 것은 여러 개의 유전자 및 물질이 관련되어 있다는 것을 보여준다. 그러므로 분자의학의 발전으로 다양한 유전자와 그 작용에 대한 각각의 약물이 개발될 것이다. 현재 활발하게 연구되고 있는 분야는 항DNA항체의 작용을 무력화시키는 약제, 인터루킨-10(IL-10)에 대한 항체 등이다. 또한 골수이식을 이용한 치료법도 연구되고 있다. 전신성 경화증에서는 주로 활동성의 질환을 미리 진단하여 진행을 예방하는 조기진단에 초점이 맞추어져 있다. 최근에 혈관의 이상에 대한 연구가 많이 진행되어 이를 임상에 응용하게 되면 전신성 경화증을 미리 진단하여 다양한 약물을 통하여 질환의 진행을 예방할 수 있을 것이다. 골관절염에서는 단순히 진통제를 처방하는 수준에서 벗어나 질환의 진행을 늦추는 약물이 개발될 것이다. 예상되는 약물로는 기질분해효소억제제, 연골성장인자, 일산화질소억제제, 연골세포의 세포자멸억제 약물 등이다. 또한 최근에 줄기세포 등을 이용하여 여러 가지 조직을 만드는 연구가 진행되고 있으며, 인공연골을 만드는 데에도 많은 노력을 기울이고 있다. 인공연골을 자유자재로 만들어 이식할 수 있게 되면 관절이 파괴된 경우에도 현재의 인공관절로 바꾸는 수술 대신 줄기세포나 물질을 주입하여 손상을 회복시키는 연골의 재생술이 가능해질 것이다.

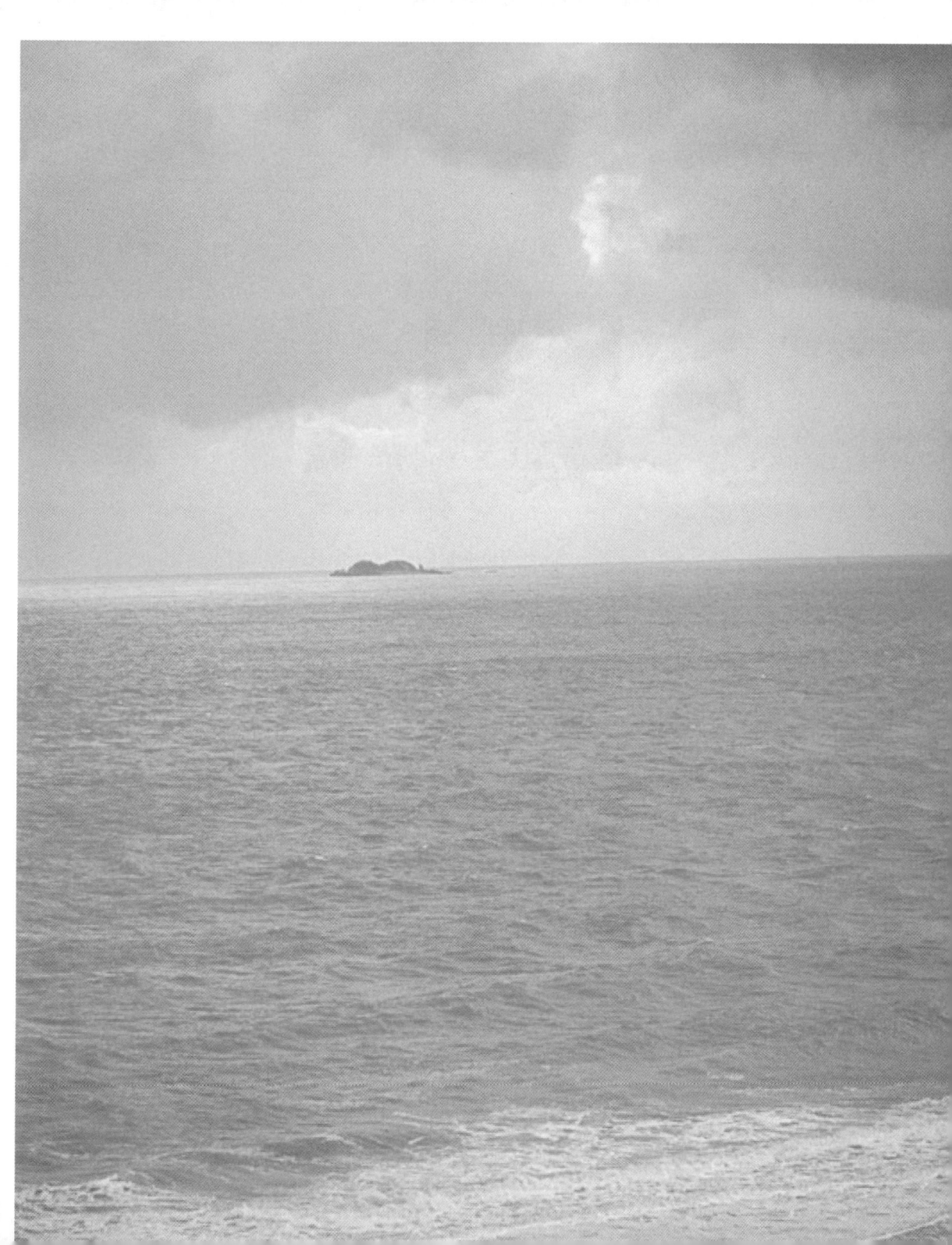

CHAPTER | 부록

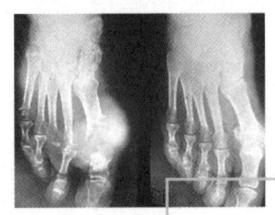

A   R

- 관절염 이외에 류마티스 질환에서 나타나는
  흔한 증상들에는 어떤 것이 있는가?
- 류마티스 질환인지를 진단하기 위하여 사용되는
  혈액 검사들에는 어떤 것이 있는가?
- 관절염 환자가 하면 좋은 운동, 그리고 운동원칙
- 대표적인 류마티스 질환의 진단 기준

부록 1

관절염, 류마티스 질환에 관한 궁금증

1. 관절염 이외에 류마티스 질환에서 나타나는 흔한 증상들에는 어떤 것이 있는가?

| 구강궤양 |

　전신성 류마티스 질환은 관절 이외의 장기에도 침범하므로 입 안의 점막을 침범할 수 있다. 따라서 입 안의 변화는 전신성 류마티스 질환을 진단하는데 중요한 실마리가 될 수 있다.
　구내염이란 일반적으로 입 안의 점막(혀, 잇몸, 입술과 볼 안쪽 등)에 생긴 염증성 질환을 모두 일컫는 용어이며, 설염은 구내염 중에서 혀의 점막에 발생한 염증을 말한다. 흔히 "혓바늘이 생겼다."라고 하는 혓바늘은 혀 표면에 있는 미세한 돌기(유두)에 염증이 생겨 빨갛게 되고 일부에서는 작은 궤양이 생겨 정상보다 두드러져 돋아나온 것처럼 보이는 것을 말하는 것으로 혀 점막 표면에 생긴 염증을 뜻한다. 또한 정상적으로는 분홍색이나 붉은 색조를 띠는 혀의 표면에 하얗게 덮힌 것을 백태라고 하는데, 백태는 세균이나 곰팡

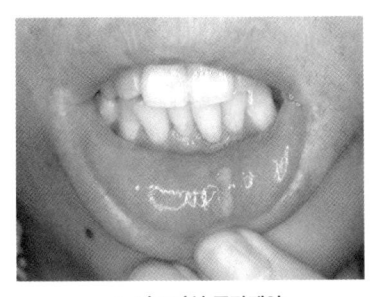
▶ 아프타성 구강궤양

이균이 번식하고 있을 때 흔히 나타난다. 그런데 구강궤양은 구내염에 포함되지만 설염이나 백태와는 다르며 혀, 잇몸, 입술이나 볼 안쪽 점막조직이 패이고 헐은 상태를 말한다. 입 안이 자주 허는 재발성 구강궤양은 바이러스 감염, 특발성 아프타성 궤양(사진), 빈혈, 생리와 연관된 궤양, 염증성 대장염 등 다양한 질환으로 발생한다. 류마티스 질환 중 베체트병, 루푸스, 반응성 관절염 등은 구강궤양을 유발하는 대표적인 질환이다.

| 레이노 현상 |

1862년 프랑스의 내과의사인 모리스 레이노(Maurice Raynaud)가 추운 곳에 피부가 노출되거나 감정이 격해진 사람들에서 손의 색깔이 변하는 현상을 발견한 데서 그의 이름을 따서 레이노 현상이라는 용어를 사용한다.

레이노 현상은 추위, 진동, 감정 등의 어떤 자극들에 의해 손이나 발가락 등 말단 조직의 동맥이 과도하게 수축이 되어 혈액이 통하지 않아 발생하며 말단 조직이 하얗게 되었다가 더 심해지면 시퍼런 색으로까지 변하는 것을 말한다. 말단 조직은 다시 따뜻한 곳으로 돌아오게 되면 혈관 확장이 일어나면서 빨간 색으로 변한다. 흔히 추운데 나가면 손가락이 얼얼하거나 차게 느껴지거나, 손마디가 아픈 것을 레이노 현상으로 오인하는 경우가 있는데, 이

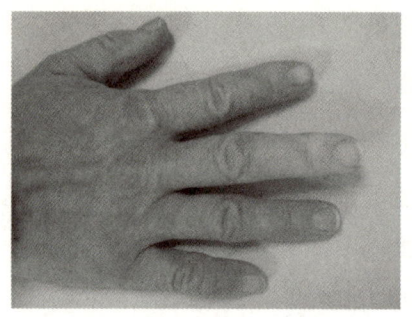
▶ 레이노 현상을 보이는 손의 모습

런 감각 증상과 함께 피부 색깔의 변화가 없으면 레이노 현상이라고 하지 않는다. 또한 레이노 현상(사진 참조)은 항상 말단부터 생기므로 손가락은 정상인데 손등이나 팔뚝의 색깔이 변하는 것은 레이노 현상이 아니다. 대부분의 레이노 현상은 이러한 색깔의 변화가 있는 지를 과거 증상에서 확인하는 것만으로도 충분하므로 진단을 위하여 일부러 얼음이나 찬물로 혈관을 수축시킬 필요는 없다.

레이노 현상의 원인은 매우 다양한데, 기저 질환에 의하여 발생하는 경우를 2차성 레이노병이라 하며 기저 질환이 없는 경우를 1차성 레이노병이라 한다. 전신성 류마티스 질환 중 전신성 경화증 또는 경피증, 전신성 홍반성 루푸스, 쇼그렌 증후군, 류마티스 관절염, 전신성 혈관염, 다발성 근염 등은 레이노 현상의 원인 질환으로 잘 알려져 있으며 레이노 현상이 다른 증상보다 먼저 나타나는 경우도 흔하다. 따라서 레이노 현상이 있으면 2차성 레이노병이 아닌지 기저 질환을 검사하는 것이 중요하다.

| 피부발진 |

피부발진이란 병적인 변화로 눈으로 관찰할 수 있게 피부 모양이나 색깔이 변화하는 것을 모두 일컫는 용어이다.

피부발진은 그 모양이나 색깔에 따라서 다양하게 분류한다. 주위 피부와 높이가 동일하게 색깔이 변하는 것을 반(斑)이라고 하는데, 만약 피부 일부의 색깔이 하얗게 변하고 높이에 변화가 없다면 이를 백반(白斑)이라고 한다. 또한 피부 일부가 붉게 변하면 홍반(紅斑)이라고 하고 주위의 피부보다 높게 돋아난 것을 구진(丘疹)이라고 한다. 크기가 크면 결절(結節)이라고 하고, 그 안에 물이 들어 있으면 수포(水疱)라고 하며 고름이 찬 경우를 농포(膿疱)라고 한다. 이외에도 피부의 변화를 표현하기 위하여 사용하는 다양한 용어가 있는데, 이를 모두 합쳐서 피부발진이라고 한다.

전신성 류마티스 질환에서 피부의 변화는 진단에 중요한 실마리를 제공하는데, 가장 대표적인 것은 전신성 홍반성 루푸스에서 발견되는 나비모양의 홍반이다. 건선을 앓고 있는 환자에서 관절염이 발생하는 건선 관절염도 피부발진 여부가 진단에 아주 중요한 역할을 한다. 관절과 피부는 별개의 질환이라고 여기고 피부발진에 대하여 의사에게 알리지 않는 경우가 있는데, 근골격계 증상과 함께 피부에 변화가 나타나면 류마티스 질환일 가능성이 있으므로 반드시 의사에게 말해야 한다.

| 광과민증 |

햇빛에 들어 있는 자외선의 공격에서 우리 몸을 보호하기 위하여 피부는 다양한 방법으로 대응을 하는데, 광과민증이란 말 그대로 햇빛에 대한 피부의 반응이 과도한 상태를 말한다. 정상적인 사람도 과도하게 햇빛을 받으면 자외선 노출에 의한 햇볕화상과 같은 피부변화가 일어나지만 광과민증이 있는 사람은 소량의 햇빛에도 피부변화가 일어난다. 광과민증이 있으면 햇빛에 쉽게 노출되는 부위인 얼굴, 귀, 목, 손, 팔뚝 등이 햇빛에 노출된 후 피부발진이 나타난다. 보통 붉은 반점이나 구진, 혹은 수포가 생기고 따끔거리거나 가려움증이 생긴다. 이런 상태가 지속되면 나중에는 피부색소가 검게 침착되거나 피부가 위축되기도 하고 피부의 모세혈관이 확장하여 항상 붉게 보이기도 한다. 화장품, 약제, 식품 등에 포함된 특정 화학성분이 있어야만 광과민증이 나타나는 경우도 있고 유발물질이 없어도 나타나기도 한다. 이러한 광과민증은 피부색소 형성에 장애가 있거나 자외선에 의한 DNA 손상을 복구하는 능력에 문제가 있는 질환이 있을 때 관찰할 수 있으나 전신성 류마티스 질환에서 나타나기도 한다. 대표적인 질환은 전신성 홍반성 루푸스이다.

| 포도막염 |

눈 속에는 포도막(uvea)이란 구조가 있는데, 이것은 시신경이 분포되어 있는 망막과 겉에서 하얗게 보이는 공막의 사이에 있는 막에 해당한다. 생긴 모양이 마치 포도껍질처럼 생겼다 하여 그리스어원으로 포도막이라 불리게 되었는데, 여기에 염증이 생긴 경우를 포도막염이라 한다. 포도막염에 걸리면 빛을 보면 눈이 아프고, 안구통을 느끼거나 충혈되며 시력이 떨어진다. 하지만 아무 증상이 없이 생길 수도 있다. 포도막염의 합병증으로 녹내장,

백내장, 만성 황반부 부종, 망막박리, 홍채 유착 등이 일어난다.

 포도막염은 세균이나 바이러스에 의한 감염성 질환으로 생기기도 하지만 자가면역성 질환으로 생기기도 한다. 자가면역성 질환으로 생기는 경우에는 포도막에서만 염증을 일으키지만 베체트병, 강직성 척추염, 반응성 관절염, 건선 관절염, 소아 류마티스 관절염, 쇼그렌 증후군, 사르코이드증 등에서도 포도막염이 나타나기도 한다.

| 신장결석 |

 신장결석은 소변으로 배설되어야 할 요산염, 인산염, 수산염 등의 물질이 농축되어 결정체를 이루어 돌이 생기는 것이다. 결석은 신장에서 생기지만 요관, 방광, 요도 등으로 이동하기도 하는데 위치와 돌의 크기에 따라 증상이 다르게 나타난다.

 증상은 소변이 자주 보고 싶어지거나 소변을 볼 때 통증을 느끼게 된다. 돌이 요도를 막는 경우 심한 통증이 일어나며 신장, 허리, 방광까지 아프기 시작하여 때로는 소변에 혈액이 섞여 나오기도 한다. 돌이 요도를 막는 경우에는 배뇨 중에 소변줄기가 멈추는 경우도 있다. 하지만 돌의 크기가 작을 때에는 특별한 증상이 없이 소변을 보는 도중에 빠져나오는 수도 있다. 신장결석의 원인은 대부분 결석 성분의 과다 섭취와 연관이 있거나 신장질환이지만 류마티스 질환인 통풍이나 쇼그렌 증후군 등에서도 생기기도 하므로 신장에 돌이 생기면 신장 이외의 전신 질환이 원인은 아닌지 확인할 필요가 있다.

안구건조증

우리 눈을 얇게 덮고 있는 눈물은 안쪽에서 바깥쪽으로 점액층, 물성분층, 지방층으로 이루어져 있다. 이러한 성분에 이상이 생길 때 눈물이 쉽게 마르게 된다. 눈물샘의 위축, 지방층을 만드는 샘의 장애, 눈물을 공급하는 통로의 막힘 등으로 눈물 성분에 이상이 생기게 된다. 또 눈꺼풀이나 결막의 염증, 콘택트렌즈, 항콜린성 약물 복용, 장기간의 컴퓨터 모니터 보기 등이 안구건조증을 가져오는 흔한 원인이다. 안구건조증이 생기면 흔히 눈이 충혈되고 따갑거나 또는 모래가 들어간 것처럼 이물감을 느끼고, 화끈거리거나 찌르는 듯하거나 할퀴는 것 같은 느낌이 들기도 한다. 가끔 눈 주위나 눈 속에 실 같은 눈곱이 생기기도 하고, 오히려 눈물이 많이 난다고 호소하는 경우도 있다. 이런 증상은 바람을 쐰다든지 장시간 책이나 TV을 보면 더 악화된다.

류마티스 질환 중에서 침샘과 눈물샘에 이상이 오는 질환은 쇼그렌 증후군, 사르코이드증, 유전분증 등이 있다. 이 가운데 쇼그렌 증후군은 침샘, 눈물샘, 땀샘 등과 같은 외분비샘에 염증을 일으키며 관절, 위장관, 폐, 간, 신경, 피부 등에서도 염증을 일으키고 류마티스 관절염, 전신성 홍반성 루푸스, 전신성 경화증 등 다른 전신성 류마티스 질환에 2차적으로 동반되기도 한다. 따라서 안구건조증이 있는 경우 전신성 류마티스 질환이 있는지 확인할 필요가 있다.

| 근력 약화 |

　근육의 힘이 빠지는 근력 약화는 허리나 목 디스크처럼 신경에 문제가 있는 경우 해당 신경의 지배를 받는 근육만 약화되기도 하지만, 갑상선 질환이나 칼륨·칼슘·마그네슘 등 전해질 이상에서는 근육 전체의 힘이 약해지기도 한다. 전신성 류마티스 질환의 하나인 혈관염 증후군의 경우 신경에 영양분을 공급하는 혈관도 염증이 생겨 해당 신경 장애로 감각 이상이나 근력 약화가 나타날 수 있다. 또는 손목관절에 생긴 관절염에서 정중신경이 눌리면서 나타나는 손목굴 증후군에서는 손 근육을 약화시키기도 한다. 피부근염이나 다발성 근염에서는 일부 근육보다는 팔다리 및 목 근육을 침범하여 전신적 근력 약화가 나타난다. 이렇게 근력이 약화되면 흔히 계단을 올라가기가 어렵거나 어깨 위로 물건을 올려놓거나 머리카락을 빗는 행동이 어려움을 경험하게 된다. 하지만 대부분은 손가락, 손목이나 발목을 움직이는 근육은 정상 근력을 유지하는 것이 특징이다. 또한 근염이 있는 경우에는 근육세포의 손상으로 세포 안에 있는 효소가 혈류로 흘러나오므로 혈액 검사를 하면 근육세포의 효소가 증가하게 된다. 그런데 흔히 간기능 검사 항목으로 알려진 지오티(GOT/AST) 및 지피티(GPT/ALT)는 이러한 근육 손상이 있을 때도 증가하므로 뚜렷한 이유 없이 간기능 검사의 이상(GOT 및 GPT의 상승)이 있으면서 근력의 감소가 나타난다면 반드시 피부근염이나 다발성 근염을 고려하여야 한다.

2. 류마티스 질환인지를 진단하기 위하여 사용되는 혈액 검사들에는 어떤 것이 있는가?

| 전혈구계산 |

전혈구계산(CBC)은 혈액을 채취하여 혈액세포(백혈구, 적혈구, 혈소판)의 개수를 확인하는 검사방법이다. 흔히 이 검사에는 빈혈 여부를 알아보는 혈색소(헤모글로빈)와 백혈구 종류의 분율을 포함한다. 이는 몸의 건강상태를 평가하는 주요 기본 검사항목으로 특정 질환을 진단하는 방법은 아니다. 하지만 철분이나 비타민의 결핍 없이 지속적인 빈혈이 발견되면 몸 안에 만성적인 염증이 있을 가능성이 있음을 말해주는데, 활동성 류마티스 관절염이 있는 경우 흔히 접하게 된다.

전신성 홍반성 루푸스 환자에서는 백혈구와 혈소판의 감소가 두드러지는데, 질병이 악화될 때 전혈구계산에서의 백혈구 수나 혈소판 수가 감소하므로 전신성 홍반성 루푸스의 질병 활동도를 평가하는데 사용된다.

| 류마티스 인자 |

　류마티스 인자는 류마티스 관절염을 진단하는데 도움이 되지만, 건강한 사람 가운데 3~25%에서 나타날 수 있고 다른 류마티스 질환, 만성 간질환, 만성 폐질환, 세균감염, 악성종양에서도 양성으로 나온다. 이러한 이유로 류마티스 인자 검사의 예측도(류마티스 인자가 양성일 때 관절염 환자일 확률) 그렇게 높지 않다(한 연구 결과에 따르면 24%임). 그래서 일반인에서 류마티스 인자를 류마티스 관절염의 검색 목적으로 사용하지 않도록 권고하고 있으며, 관절증상이 없을 때 류마티스 인자가 양성이라는 것만으로 류마티스 관절염을 진단할 수 없다.

　반면에 염증성 관절염에 합당한 증상이 있고 류마티스 인자가 양성인 경우에는 류마티스 관절염일 가능성이 높다. 즉 류마티스 인자가 양성인 것은 동반된 증상에 따라 여러 가지로 해석될 수 있다. 또한, 류마티스 인자가 양성인 건강한 사람이 나중에 류마티스 관절염에 걸릴 것인가에 대해서는 약 5년간의 추적에서 30% 정도에서 발생한다는 연구 결과가 있는데 류마티스 관절염이 생긴 경우는 류마티스 인자의 혈중 농도가 높은 사람들이었다.

| 항핵항체 |

항핵항체는 세포핵의 구성성분에 반응하는 자가항체들을 일컫는 용어로 항핵항체 검사는 전신성 홍반성 루푸스의 진단에 중요한 검사 중에 하나이다. 또한 전신성 경화증, 레이노 현상, 소아 류마티스 관절염, 쇼그렌 증후군, 자가면역성 간염 등의 진단이나 예후 판정에도 유용한 검사이다. 하지만 갑상선 질환, 만성 간질환, 나병, 아급성 세균성 심내막염, 말라리아 등의 감염성 질환, 프로카인아마이드 · 하이드랄라진 · 이소나이아지드 · 클로르프로마진 등의 약물을 복용중인 경우에도 양성으로 나오고 정상인에서도 나올 수 있으므로 항핵항체가 양성이라는 것만으로 전신성 류마티스 질환이 있다고 할 수는 없다. 따라서 전신성 홍반성 루푸스 등과 같이 전신성 류마티스 질환이 의심되는 증상이 있을 때 선별 검사로서 항핵항체 검사를 이용하는 것이 바람직하다.

| 인간백혈구항원-B27(HLA-B27) 유전자 |

강직성 척추염은 척추관절에 염증이 생기고 이로 인하여 척추와 척추 사이가 서로 고정되어 척추관절을 움직이지 못하는 상태가 되는 질환으로, 현재까지 주요한 진단적 검사방법은 엉치엉덩관절염 유무를 확인하기 위한 골반 X-선 검사이다. 강직성 척추염 환자의 90% 이상에서 HLA-B27이라는 특정 유전자가 검출되므로 엉치엉덩관절염의 골반 X-선 검사상 이상의 증

거가 없으나 강력히 강직성 척추염이 의심될 때 HLA-B27 유전자의 존재 유무가 진단에 도움이 되기도 한다. 그러나 HLA-B27 유전자가 있다고 반드시 강직성 척추염이 생기는 것은 아니다. HLA-B27 유전자가 있는 사람 중 강직성 척추염이 발생하는 경우는 5% 이하에 지나지 않으므로 HLA-B27 유전자는 갖고 있지만 아무런 문제가 없는 사람이 훨씬 더 많다. 따라서 부모가 이 병을 가지고 있다고 해서 반드시 자녀에게 유전이 되는 것은 아니며 HLA-B27 유전자 검사만으로 강직성 척추염을 진단할 수는 없다.

| 보 체 |

다양한 기능을 갖고 있는 면역관련 단백질로, 처음 발견되었을 때 항체가 세균을 파괴시키는 것을 도와준다는 의미에서 보체(補體)라고 이름이 붙여졌다. 하지만 항체의 기능을 도와주는 역할뿐만 아니라 단독으로 작용하여 세포의 파괴, 염증의 활성화, 손상된 세포나 세균의 처리과정 증진 등의 다양한 작용을 한다. 사람에는 구조가 다른 11개의 보체가 존재하며 이 중 병원에서 흔히 검사하는 보체는 C3 및 C4라는 보체이다. 세균에 감염되면 C3 및 C4라는 보체가 혈중에서 증가하는데, 전신성 홍반성 루푸스와 같이 만성 염증에 보체가 지속적으로 사용되는 경우에는 염증 활동도가 높을수록 C3와 C4 혈액 내 농도가 오히려 감소한다. 따라서 전신성 홍반성 루푸스 환자에서 C3와 C4 농도는 질병활동도를 평가하는 주요 도구로 활용된다.

적혈구 침강 속도

류마티스 관절염, 전신성 홍반성 루푸스, 혈관염 등의 전신성 류마티스 질환에 활동성의 염증이 있으면 적혈구 침강 속도(ESR)라는 혈액 검사 수치가 증가되고 염증의 증상이 좋아지면 적혈구 침강 속도 수치가 떨어지기 때문에 염증의 활동도를 평가하는 검사로 많이 사용한다. 몸 안에 염증이 심해지면 여러 종류의 단백질이 혈액 속에서 증가하는데, 이러한 혈액 속의 단백질이 적혈구를 서로 끌어당기는 역할을 하기 때문에 염증이 심해질수록 혈액 내 단백질이 증가하고 이렇게 증가한 단백질이 적혈구가 빨리 가라앉도록 하게 된다. 실제 측정하는 방법은 단순하여 채취한 혈액을 눈금이 있는 가느다란 유리관에 넣고 수직으로 1시간 동안 세워 두었을 때 적혈구가 바닥에 가라앉는 높이를 측정하여 mm/시간으로 표시한다.

하지만 적혈구가 가라앉는 속도는 혈액 내 단백질의 농도뿐만 아니라 단백질의 종류, 적혈구의 모양, 적혈구의 크기에도 영향을 받고 류마티스 질환이 아닌 다른 상황 — 악성종양, 세균 감염, 외상에 의한 조직 손상 — 등에서도 올라간다. 또한 정상범위도 성별이나 나이(여성과 노인이 대체로 높다)에 따라 다르고 흡연 여부나 피임약 복용 여부에도 영향을 받으며, 가임기의 여성에서는 임신이나 생리기간 중에 증가하기도 한다. 따라서 적혈구 침강 속도는 어떤 특이 질환의 진단을 위한 것은 아니며 검사 수치의 절대값보다 시간에 따른 수치의 변화가 더 중요한 경우가 대부분이다.

| C 반응 단백 |

　C 반응 단백(CRP)이란 몸 안에 급성 염증이나 조직 손상이 발생하였을 때 수 시간 이내에 간에서 만들어지는 단백질의 하나이다. 이 단백질은 폐렴구균에 의한 폐렴 환자의 혈청에서 최초로 확인되었는데 폐렴구균의 한 성분인 C분획과 결합하는 것이 알려지면서 C 반응 단백이라는 이름으로 불린다.

　류마티스 관절염, 전신성 홍반성 루푸스, 혈관염 등의 전신성 류마티스 질환에서 활동성 염증이 있을 때 C 반응 단백의 혈액 내 농도가 증가하며 류마티스 관절염에서 C 반응 단백이 높으면 관절 손상이 나타날 가능성이 높은 것으로 알려져 있어 예후를 의미하기도 한다. 또 열이 나는 전신성 홍반성 루푸스 환자에서 C 반응 단백이 갑자기 아주 높은 농도로 증가하는 경우에는 세균성 감염을 의심하기도 한다.

　하지만 C 반응 단백이 증가하는 상황은 매우 다양하므로 적혈구 침강 속도와 마찬가지로 특이 질환을 진단하는데 이용되지는 않는다. 일례로 협심증이나 심근경색 등 관상동맥 질환에서 C 반응 단백을 측정하여 그 위험도를 평가하기도 한다. 따라서 C 반응 단백은 질환의 중증도를 평가하거나 질환의 경과 관찰에 주로 이용된다.

| 항DNA항체 |

항DNA항체는 항핵항체의 일종으로 세포핵에 있는 DNA성분에 반응하는 자가항체이다. 항DNA항체 검사는 전신성 홍반성 루푸스의 진단과 질병 활동도를 평가할 때 하게 된다.

| 항Sm항체 |

항Sm항체는 항핵항체의 일종으로 세포핵에 있는 특정 단백질 성분에 반응하는 자가항체이다. 항Sm항체 검사는 전신성 홍반성 루푸스의 진단을 위하여 필요하다.

| 항Ro항체와 항La항체 |

항Ro항체와 항La항체는 항핵항체의 일종으로 세포핵에 있는 특정 단백질 성분에 반응하는 자가항체이다. 항Ro항체와 항La항체 검사는 쇼그렌 증후군을 진단하기 위하여 필요하며, 얼굴에 발진이 생기고 선천성 심차단 등이 발생하는 신생아 루푸스의 발생 위험을 평가하는데 이용한다. 이런 항체가 있는 산모의 3%에서 신생아 루푸스가 발생하는 것으로 알려져 있다.

| 항인지질항체 |

항인지질항체는 정상 세포막을 구성하는 지방의 한 종류인 인지질과 작용하는 자가항체로 주로 혈전을 만들거나 자연유산을 일으키는 항체이다. 현재 병원에서 흔히 이용하고 있는 검사는 루푸스 항응고인자와 항카디오리핀항체 검사이다. 유산이나 사산이 재발하거나 동맥이나 정맥의 혈전증이 있으면서 항인지질항체인 루푸스 항응고인자와 항카디오리핀항체가 양성으로 나오면 이를 항인지질항체 증후군이라고 한다. 전신성 홍반성 루푸스와 같은 류마티스 질환이 있는 환자에서 항인지질항체 증후군이 있을 때 2차성 항인지질 항체 증후군이라고 하며, 그렇지 않은 경우를 1차성 항인지질항체 증후군이라고 한다. 전신성 홍반성 루푸스 환자의 8~65%에서 루푸스 항응고인자가 양성, 25~61%에서 항카디오리핀항체가 양성으로 알려져 있다. 따라서 항인지질항체는 항인지질항체 증후군 및 전신성 홍반성 루푸스의 진단에 이용한다.

| 항Scl-70항체 |

항Scl-70항체는 항핵항체의 일종으로 세포핵에 있는 특정 단백질에 반응하는 자가항체이다. 항Scl-70항체는 전신성 경화증을 진단하는 데에 이용한다.

항호중구세포질항체

　백혈구의 종류 중에 하나인 호중구의 세포질에 반응하는 자가항체로 혈관염인 웨게너 육아종증 환자의 혈액에서 흔히 양성으로 나타나므로 진단에 도움을 준다. 이외에도 처그-스트라우스(Churg-Strauss) 증후군, 결절다발동맥염, 급속진행 사구체신염에서도 관찰된다. 하지만 항호중구세포질항체 양성만으로 진단을 하지 않으며 혈관염에서는 조직 검사 결과가 가장 중요하다.

부록 3

3. 관절염 환자가 하면 좋은 운동, 그리고 운동원칙

관절염 환자가 운동을 할 때에는 아픈 관절에 충격을 주는 동작은 피해야 하지만 관절이 굳는 것을 방지하고 통증을 완화시키기 위해서는 운동이 반드시 필요하다.

관절에 과중한 충격이나 부하를 주는 운동은 좋지 않고 근력과 유산소 능력을 길러주며, 체중 감소를 목적으로 개개인의 신체조건, 건강상태 등을 고려하여 운동종목을 선택해야 한다. 운동의 정도는 질환이 얼마나 심한가에 따라 다른데 급성기에는 휴식을 늘리고 운동을 적게 해서 염증과 통증을 줄여야 하고, 증상이 좋아진 경우에는 운동의 양을 점차 늘려야 한다. 일반적으로 가볍게 걷기, 수영(수중 운동), 자전거 타기, 스트레칭 등이 권장되고 농구, 축구, 테니스 같은 운동이나 달리기, 쪼그리고 앉기, 계단 오르내리기, 무거운 것 들기, 힘겨운 등산은 관절에 무리를 줄 수 있으므로 피하는 것이 좋다.

여기에서는 걷기 운동, 수영, 자전거 타기 등에 대해 알아보고자 한다.

| 걷기 운동 |

걷기 운동은 뼈와 근육을 튼튼하게 해주며, 긴장을 풀어주고 체중을 조절하며, 심장과 폐의 상태를 개선하고 기분을 좋게 만들어 준다. 또 걷기 운동은 하는 방법이 쉽고 경제적이며 조깅보다 안전하고 몸에도 스트레스를 덜 준다.

걷기 운동을 할 때 주의할 점은 다음과 같다.
① 진흙탕, 모래밭, 자갈밭 등을 걸으면 힘이 들고 관절에 통증을 일으킬 수 있으므로 산책로, 쇼핑몰, 학교 운동장, 보행자용 도로 등 평탄하고 경사가 작은 곳에서 하는 것이 좋다.
② 운동의 시작과 끝에는 천천히 걸어서 몸이 적응하도록 해야 하고 자신에게 맞는 속도를 정해 걸어야 한다.
③ 신발은 발가락 주변에 충분한 여유가 있고 충격을 흡수할 수 있는 안창과 바닥으로 된 것이 좋다.
④ 턱은 가볍게 안쪽으로 끌어당기고 어깨는 이완시켜서 목과 등 상부의 불편함을 줄이도록 해야 한다. 운동 도중에 무릎이나 종아리 등에 통증이 오면 발과 발가락의 힘을 빼고 5분 정도 천천히 걸으면서 준비 운동을 하는 것도 도움이 된다.

⑤ 걷기와 쉬기를 번갈아 하면서 운동시간을 서서히 늘려간다. 빨리 걷는 시간을 매주 5분 이내로 서서히 늘려 나가서 한 번에 20~30분 운동할 수 있게 한다.

| 수 영 |

수영은 물의 부력을 이용하는 전신 운동이다. 따라서 지상에서 운동하는 것보다 관절에 부담이 덜 가며, 관절을 최대 가동범위까지 움직일 수 있고 근육과 심장도 단련된다. 또한 물 속에서 걷는 것을 반복하거나 수중 운동을 하는 것도 관절 운동으로 효과가 있다.

수영(수중 운동)을 할 때 주의할 점은 다음과 같다.
① 눈에 염증이 생기는 것을 대비하기 위해서 물안경을 착용한다.
② 미끄럼을 방지하고 발을 보호할 수 있는 수중 운동 신발을 착용하는 것도 도움이 된다.
③ 자유형이나 평형은 목의 움직임이 많아서 목이 아픈 경우에는 불편할 수 있으므로 숨쉬기를 위해서 스노클(잠수용 플라스틱관)을 사용해도 좋다.
④ 서서히 움직이면서 운동을 시작하고 움직일 때 밀어내는 물의 양으로 운동의 강도를 조절한다.

⑤ 찬물에서 운동을 할 때 생기는 뻣뻣함과 근육의 아린 느낌을 감소시키기 위해 운동을 하고 난 후에는 더운물로 샤워를 하거나 욕탕에 몸을 담그는 것도 좋다.

| 자전거 타기 |

야외에서 자전거를 타고 다니면 신선한 공기를 마시며 경치를 즐길 수 있지만 자전거 타기에 익숙하지 않거나 골다공증이 염려되는 경우에는 실내용 자전거를 타는 것이 좋다.

실내용 자전거 타기는 발, 무릎, 엉덩이 등의 관절에 체중이 실리지 않게 하면서 자신에게 맞게 운동 강도를 조절할 수 있다. 또한, 날씨와 상관 없이 탈 수 있고 걷기 등의 다른 운동을 원하지 않을 때 대신할 수 있는 좋은 운동이다.

자전거 타기를 할 때 주의할 점은 다음과 같다.
① 자전거의 크기는 자신에게 맞아야 하고 적절하게 조절되어야 한다. 페달은 가장 낮은 위치에 있을 때 무릎이 펴지도록 의자의 높이를 조절하고, 손잡이는 팔꿈치를 살짝 굽혀서 잡을 수 있어야 한다. 이때 팔꿈치를 뻗쳐 잡지 않도록 한다.
② 자전거를 탈 때와 걸을 때 사용되는 근육은 다르다는 것을 염두에 두고 저항의 강도를 너무 높이지 않는다. 『저항을 높이는 것은 언덕을 올라

가는 것과 같은 효과가 있는데 처음에는 저항을 주지 않고 타다가 2주일마다 조금씩 저항의 강도를 늘려간다.

③ 처음 자전거를 탈 때에는 분당 바퀴회전수를 50~60회 정도로 시작하고 20~30분 동안 편안한 속도로 페달을 밟는 것을 목표로 운동시간을 늘려간다.

④ 지루함을 예방하기 위해서 음악을 듣거나 텔레비전을 보면서 운동을 하거나 자전거로 달린 거리와 시간을 기록하는 것도 도움이 된다.

| 신체 부위별 운동 |

관절염 환자들은 관절이 굳는 것을 막기 위하여 유연성을 기르는 스트레칭 운동을 해야 하고, 관절 주위의 근육을 강화하기 위해서 근력강화 운동을 해야 한다. 운동을 할 때는 서서히 부드럽게 움직여야 하고 왼쪽, 오른쪽을 같이 운동해야 한다. 운동을 하고 난 후에 2시간 이상 지속되는 통증이 있다면 다음에 운동을 할 때에는 반복횟수를 줄이거나 통증요인을 제거하는 등 각 개인에게 맞는 운동을 해야 한다.

각 신체 부위별로 적합한 동작은 다음과 같다.

(1) 목

① 얼굴과 목을 어깨쪽으로 천천히 돌리고 잠깐 쉰다.
② 눈은 정면으로 보면서 귀가 어깨에 닿는 기분으로 목을 어깨쪽으로 기울인다.
③ 정면을 바라보면서 앉거나 바로 선 자세에서 턱을 뒤쪽으로 끌어당긴다(그림 참조).

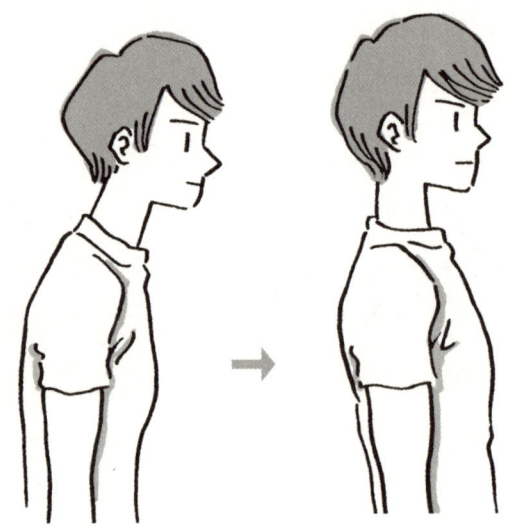

(2) 어 깨

① 숨을 크게 들이쉬고 내쉬면서 천천히 팔꿈치로 원을 그리면서 어깨를 돌린다.
② 손을 내려 엉덩이쪽에서 깍지를 끼고 바로 선 다음 팔꿈치를 편 채로 견갑골이 서로 가까워지도록 천천히 팔을 올린다. 5초 동안 힘을 유지한 후 힘을 빼면서 천천히 내린다.
③ 손가락은 머리 위에서 깍지를 낀 채로 쭉 펴고 좌우로 흔들어 준다.
④ 머리 위로 한쪽 팔을 올리고 팔꿈치를 굽혀서 손이 등에 닿도록 한다 (그림 1 참조).
⑤ 서거나 앉아서 혹은 누워서도 할 수 있는 팔 굽혔다 뻗기(그림 2 참조)
- 팔꿈치를 곧게 펴고 힘을 뺀다.
- 팔꿈치를 굽혀 손이 어깨에 닿도록 한다.
- 손이 천장으로 향하도록 팔꿈치를 곧게 편다. 가능한 한 높이 올려 팔꿈치와 어깨가 펴지도록 한다.
- 팔을 위로 곧게 뻗으면서 숨을 들이쉬고, 처음 자세로 돌아오면서 숨을 내쉰다.

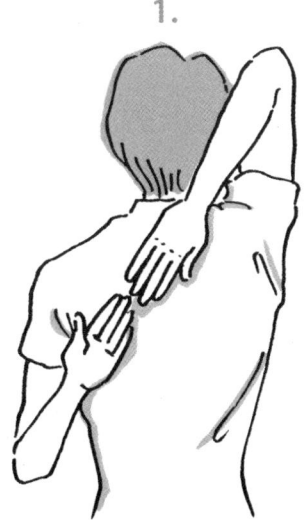

1.

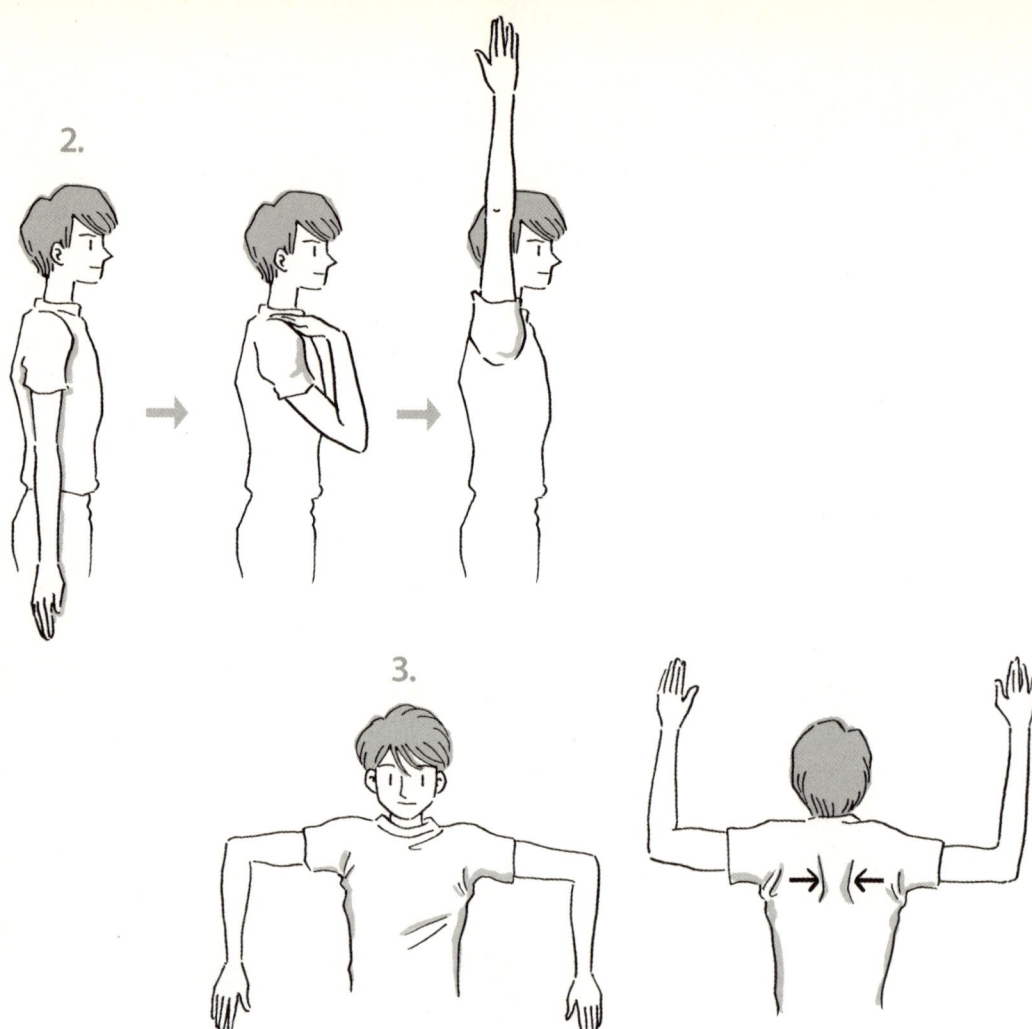

⑥ 어깨 돌리고 압착하기(그림 3 참조)
- 앉거나 선 자세에서 어깨의 힘을 빼고 턱 끌어당기기를 시작한다. 팔꿈치는 굽히고 손가락 끝이 바닥을 향하게 한다.
- 손을 위쪽으로 올려서 "손들어" 했을 때의 손을 든 자세를 취한다.
- 팔꿈치를 최대한 뒤로 보내 견갑골이 서로 접히도록 한다. 이 자세에서 잠시 멈춘 후에 힘을 뺀다.

(3) 몸통

① 팔을 어깨 높이로 올리거나 가슴 위에서 교차시킨 다음 허리를 서서히 한쪽으로 비튼다. 몸통 운동이기 때문에 머리는 많이 돌리지 않도록 한다(그림 1 참조).
② 앉거나 선 자세에서 한쪽 팔을 머리 위로 뻗은 후 그 팔을 반대쪽으로 넘기면서 몸통을 살짝 팔과 같은 방향으로 굽힌다. 힘을 쭉 빼고 팔을 뻗을 때 손가락도 함께 뻗고 제자리로 돌아올 때 가볍게 주먹을 쥔다(그림 2 참조).
③ 수평으로 당기기(그림 4 참조)
- 팔은 몸의 앞쪽에서 어깨 높이까지 뻗은 자세로 올린다. 이때 팔꿈치와 팔목은 똑바로 편다.
- 밴드를 잡은 채 팔을 어깨 높이에서 양쪽으로 벌렸다 이완시켜준다.
④ 가슴 한가운데로 모으기(그림 3 참조)
- 힘을 뺀 상태로 팔을 몸의 앞쪽에 놓고 양손을 모은다. 이때 손바닥은 몸쪽을 향하도록 한다.
- 팔을 가슴 높이까지 수직으로 올린다. 손은 그대로 둔 상태에서 팔꿈치를 굽혀서 양 바깥으로 움직인다.

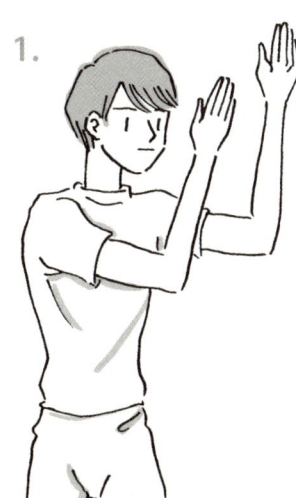

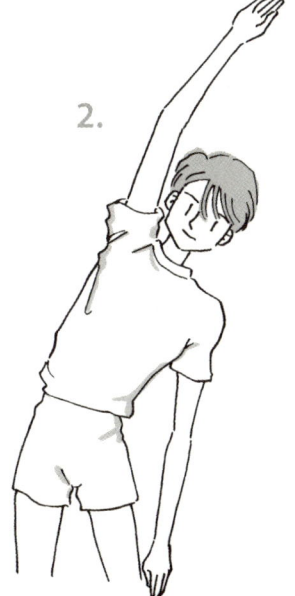

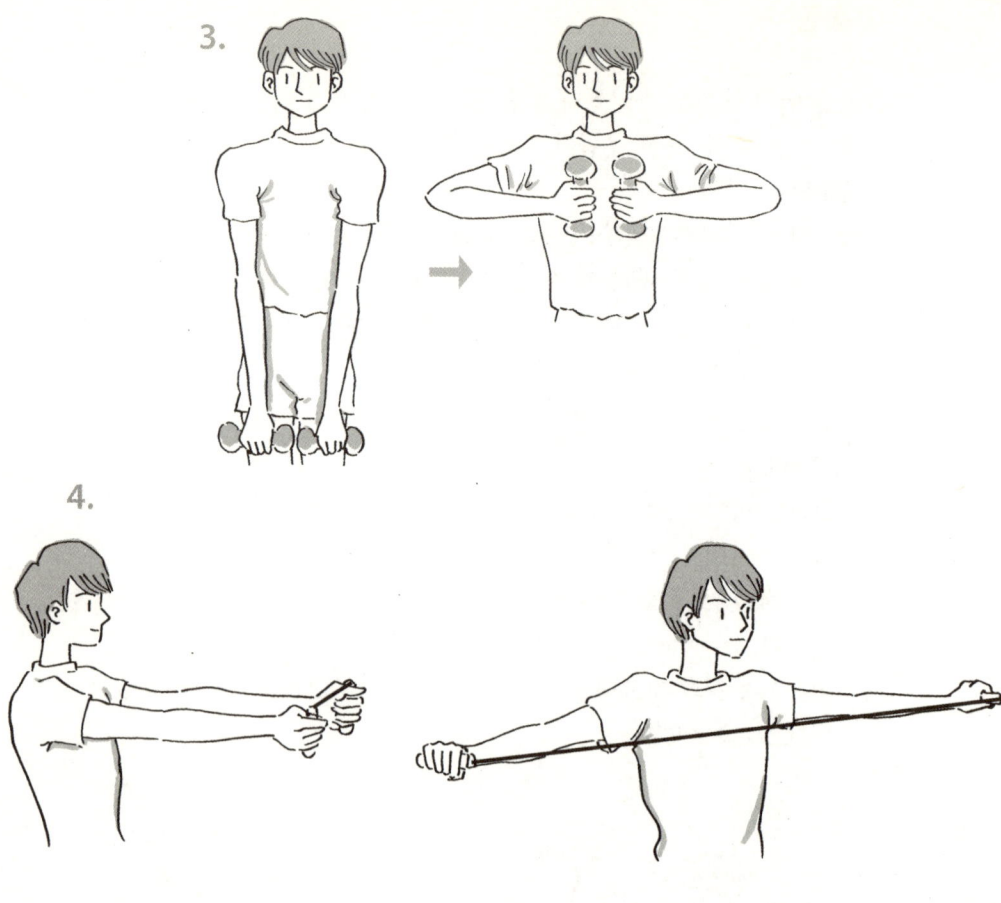

⑤ 문을 이용한 운동
- 양손을 문에 대고 어깨와 머리, 허리는 고정시킨다.
- 양손을 밖으로 밀면서 몸통을 앞으로 내밀면 가슴근육이 펴지는 것을 느낄 수 있다.
- 머리, 허리, 어깨는 일직선상으로 고정한 상태에서 가슴을 약간 더 앞으로 내민다.
- 5초 동안 힘을 유지한 후 천천히 힘을 빼면서 처음의 자세를 유지한다.

(4) 허리

① 팔을 허리 뒤쪽으로 쭉 편다.
② 의자에 앉은 상태에서 손이 바닥에 닿을 정도로 허리를 앞으로 숙인다.
③ 무릎을 양손으로 잡고 가슴쪽으로 서서히 당긴다.
④ 양손으로 허리를 받치고 뒤로 젖힌다.
⑤ 왼손을 머리 위로 뻗고 굽히면서 팔을 오른쪽으로 굽힌다. 이때 무릎은 펴고 발은 약간 벌리고 평행하게 두어야 한다.
⑥ 어깨 높이로 두 팔을 앞으로 쭉 편 후 뻗은 팔을 오른쪽 뒤로 힘껏 돌리고 다시 중앙으로 돌아온다. 이를 다시 반복하고 방향을 바꾼다.
⑦ 반듯하게 누워서 두 팔을 머리 위로 뻗을 수 있는 데까지 뻗고 발끝도 쭉 뻗는다.
⑧ 고양이 등 만들기
- 팔은 어깨너비 정도로 벌리고 팔꿈치를 펴고 무릎과 허벅지는 직각을 이루도록 바닥에 댄다.
- 목에 힘을 빼고 고양이 등처럼 등이 위로 가도록 구부린다.
- 등과 허리근육이 펴지는 느낌이 들도록 5초 동안 자세를 유지한다.
- 천천히 머리를 들고 엉덩이는 뒤쪽으로 내밀면서 등을 말안장 모양으로 만든다. 5초 동안 이 자세를 유지한 후 동작을 반복한다.

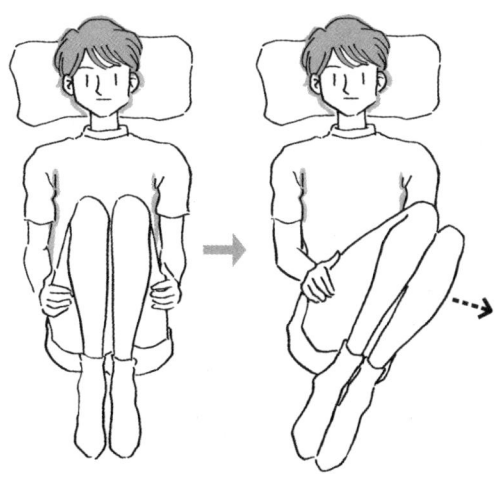

⑨ 요추부 신전운동
- 엎드린 자세에서 팔꿈치를 굽혀 양팔을 어깨 위치에 놓는다.
- 천천히 양손으로 바닥을 밀어 상체를 들어올린다.
- 시선은 정면을 향하고 5초 동안 자세를 유지한 후 팔꿈치를 굽히면서 천천히 상체를 내린다.

⑩ 허리를 흔들거나 굴리기(그림 참조)
- 등을 대고 누운 자세에서 무릎을 가슴까지 당긴다. 이때 손은 허벅지를 잡고 안으로 끌어당긴 후 10초 동안 자세를 유지한다.
- 등 상부와 어깨는 바닥에 붙인 상태를 유지하고 가볍게 무릎을 이쪽 저쪽으로 굴리면서 엉덩이를 앞뒤로 흔들어준다.

⑪ 골반 기울이기
- 무릎을 굽히고 발바닥을 바닥에 닿게 한 상태에서 허리가 바닥에 닿도록 눕는다. 이때 양손은 가볍게 배 위에 올려놓는다.
- 배와 엉덩이의 근육에 힘을 주면서 허리를 펴서 바닥을 향해 누른다. 이때 골반뼈를 턱쪽으로 당긴다거나 조이는 바지의 지퍼를 내리려고 배를 집어넣는다는 기분으로 하면 된다.
- 이 자세를 5~10초 동안 유지한 후 힘을 빼고 등을 가볍게 올려서 둥글게 아치형으로 만들고 잠시 쉰다.
- 숨은 계속 쉬면서 이 운동을 반복하고 누워서 하는 것에 익숙해지면 앉거나 선 자세 또는 걷는 동안에도 한다.

(5) 엉덩이

① 누운 자세에서 한쪽 무릎을 손으로 가슴까지 끌어당긴다.
② 무릎을 곧게 펴고 엎드려 천천히 한쪽 다리를 엉덩이쪽으로 들어올린다.
③ 책상을 잡고 서서 무릎은 펴되 발가락은 모으지 않은 상태에서 다리를 후 상부로 움직인다. 바로 서 있는 자세를 유지하고 허리를 굽히지 말아야 한다(그림 1 참조).
④ 누운 자세에서 양쪽 다리를 최대한 벌린다. 이때 무릎은 편 상태를 유지하면서 다리를 굴려 발끝이 모아졌다 멀어졌다 하도록 한다(그림 2 참조).

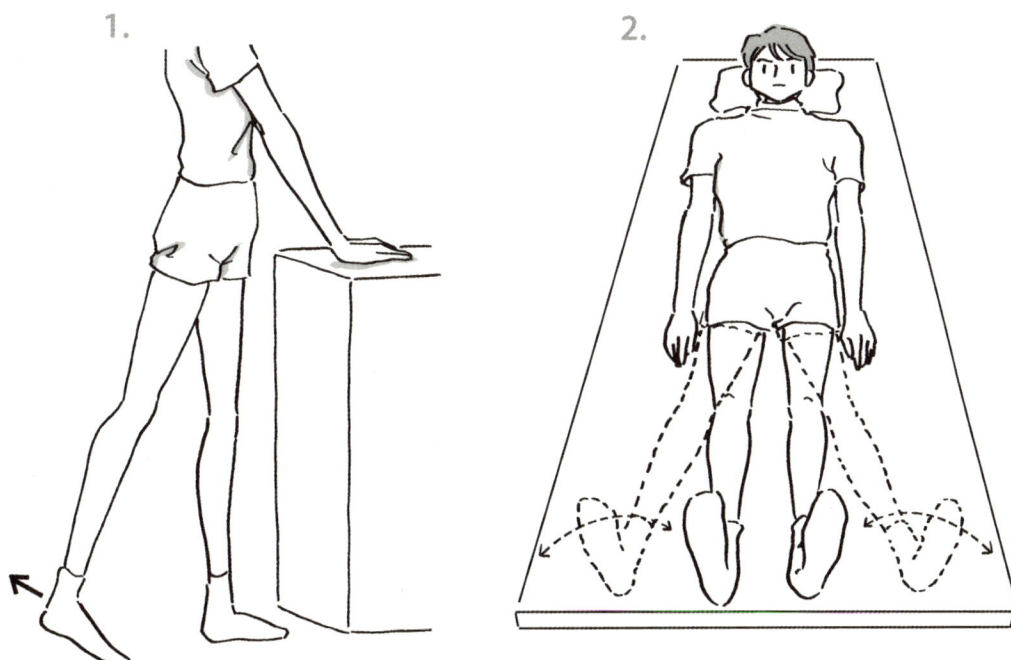

(6) 무릎

① 누운 자세에서 한쪽 무릎을 굽혀 발꿈치를 엉덩이까지 끌어올린다.
② 의자에 앉은 자세에서 허벅지의 근육을 긴장시키면서 무릎을 똑바로 편다. 무릎은 최대한 편 상태를 유지하고 손은 허벅지 위에 올려놓는다. 무릎을 완전히 굽힌 자세에서 운동하기가 어려우면 낮은 발판을 대고 시작하는 것도 좋고 점차 시간을 늘려 30초 동안 무릎을 편 상태로 견딜 수 있도록 한다(그림 1 참조).
③ 선 자세에서 한쪽 발을 약간 앞에 놓고 뒤꿈치만 바닥에 닿게 한다. 앞쪽 다리의 무릎을 펴고 힘을 주면 허벅지 앞쪽의 근육에 힘이 들어가는데 약 5초 동안 힘을 주고 나서 힘을 뺀다(그림 2 참조).
④ 등을 의자에 대고 바르게 앉아서 발목에서 두 발을 엇갈린다. 뒤쪽의 발은 앞으로 밀고 앞쪽의 발은 뒤로 균형 있게 힘을 가해 발이 움직이지 않도록 한다(그림 3 참조).

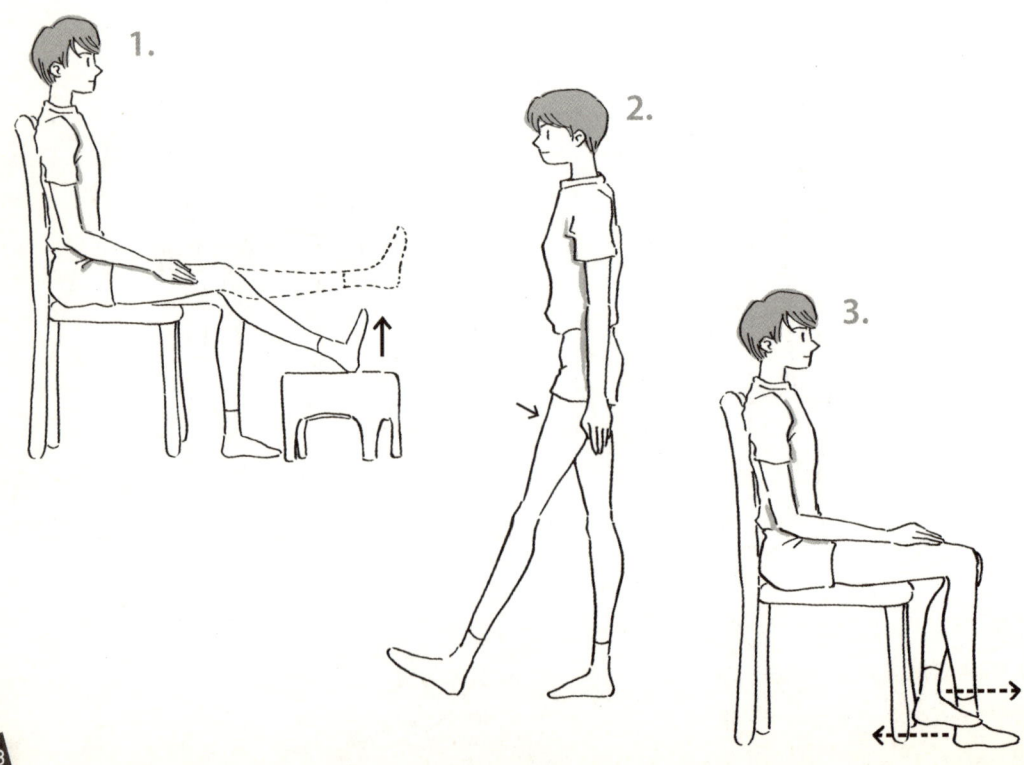

(7) 발

① 테이블을 잡고 서서 발뒤꿈치를 들었다가 내린다(그림 1 참조).
② 신발을 벗고 의자에 앉아서 발을 바닥에 놓고 무릎을 90°로 굽힌다. 뒤꿈치는 바닥에 닿은 채 발가락 끝을 바닥에서 떼고 위로 올린다(그림 2 참조).
③ 둥근 봉을 발바닥의 움푹 패인 아치 부위에 놓고 앞뒤로 발을 굴린다.
④ 뒤꿈치를 바닥에 대고 발목을 오른쪽, 왼쪽으로 돌릴 수 있는 한 최대로 돌려준다(그림 3 참조).
⑤ 발가락으로 수건 움켜잡기(그림 4 참조)
- 의자 앞에 수건을 펴 놓고 그 위에 발을 놓는다. 뒤꿈치는 수건의 끝에 두고, 뒤꿈치가 수건 위에서 떨어지지 않도록 한다.
- 발을 아치 모양으로 만들어 발가락으로 수건을 당기면서 발바닥 아래쪽으로 모은다.
- 수건을 최대한 발바닥으로 모은 후에는 다시 발가락의 움직임을 반대로 바꾸어 수건이 발 바깥으로 나가게 한다.

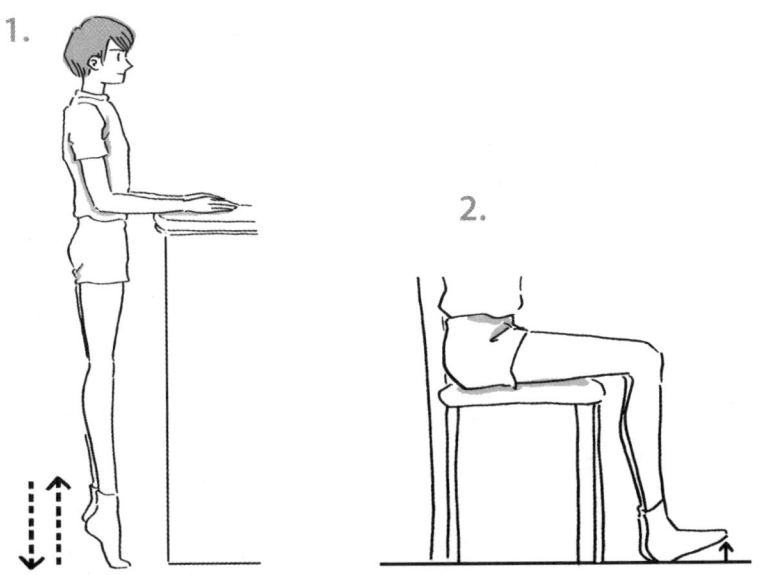

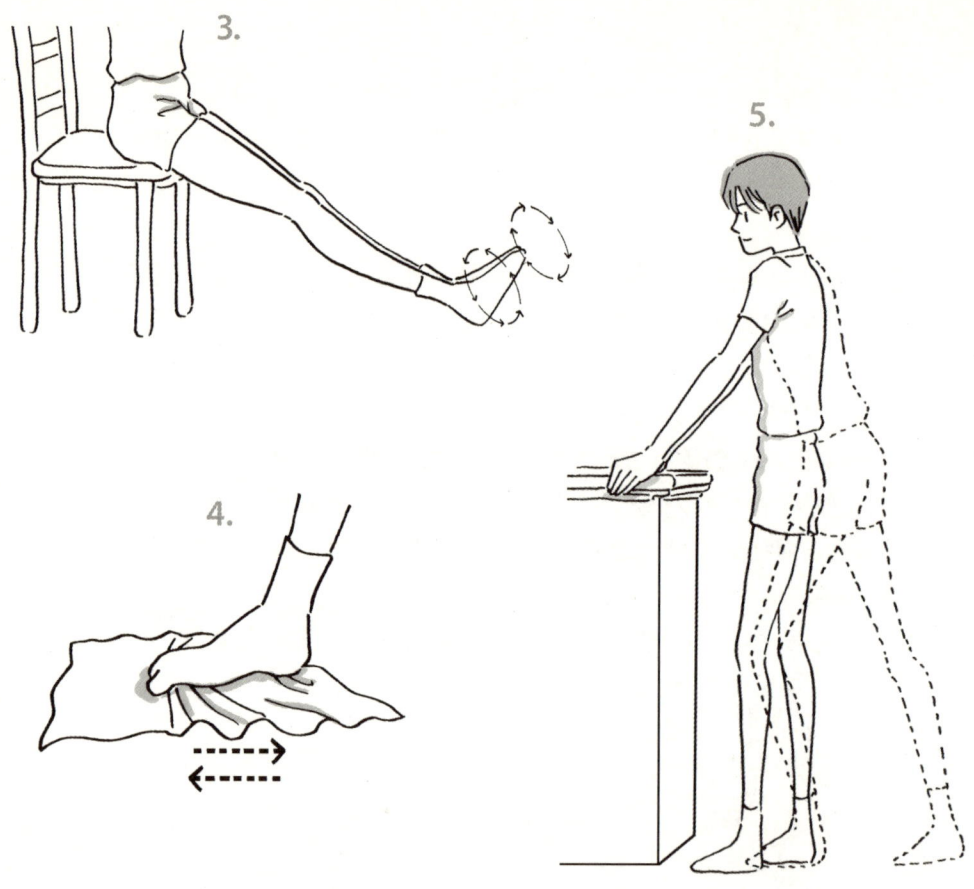

⑥ 아킬레스건 늘려주기(그림 5 참조)
- 책상이나 벽을 마주보고 선다. 한쪽 발을 다른 발의 약간 앞에 놓고 뒤꿈치는 바닥에 붙이고 발가락은 앞쪽을 향하게 한다.
- 앞쪽 발의 무릎을 굽혀 몸을 앞으로 숙이고 뒤쪽 무릎은 곧게 펴며, 뒤꿈치는 바닥에 붙인 상태를 유지한다. 종아리 근육이 늘어나는 것을 느낄 수 있는데 15초 동안 이 자세를 유지한다.

(8) 손

① 손목을 책상 모서리에 걸쳐 놓고 팔뚝을 책상 위에 올려놓는다. 손가락은 힘을 빼고 손을 올렸다 내리는 것을 반복한다(그림 1 참조).
② 손의 작은 근육들을 강화시키려면 손바닥과 손가락이 만나는 중수지 관절이 책상 모서리에 위치하도록 한다. 손가락을 모아서 곧게 뻗은 다음 손바닥은 편 상태로 위아래로 움직이는 동작을 반복한다(그림 2 참조).
③ 손목을 편 자세에서 엄지손가락과 나머지 손가락의 끝을 마주보게 하여 동그라미를 만든다. 동그라미를 만든 후에는 각 손가락을 넓게 벌려 최대한 편다.
④ 책상 위에 팔과 손을 올려놓고 손바닥이 아래를 향하게 한다. 상완(어깨에서 팔꿈치까지)과 팔꿈치를 몸통에 붙이고 새끼손가락을 책상에 붙인 상태에서 손바닥이 위쪽을 향하도록 팔을 돌린다. 이때 상완이나 팔꿈치를 움직이면 안 된다(그림 3 참조).

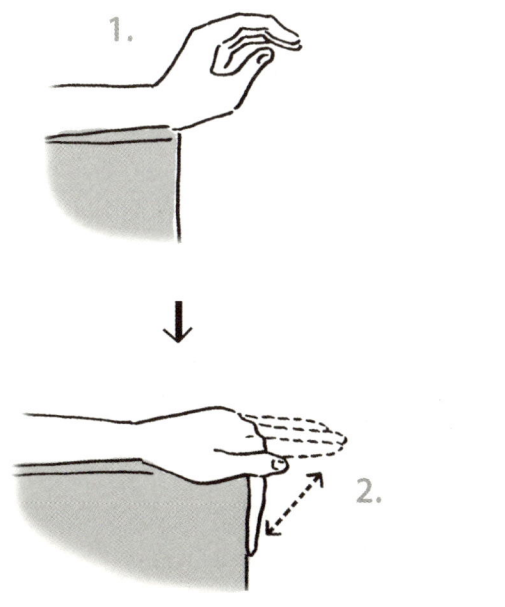
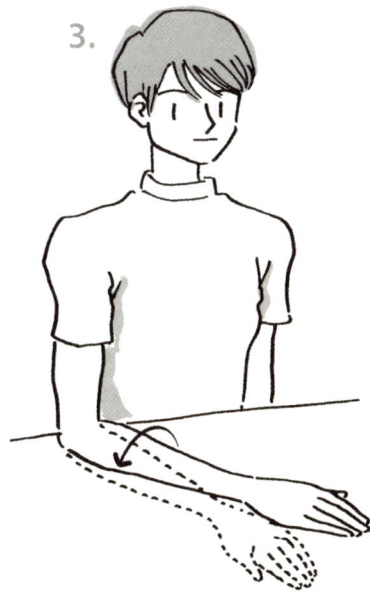

4. 대표적인 류마티스 질환의 진단기준

류마티스 관절염

다음의 7가지 중 4가지 이상의 항목에 해당하는 경우

① 조조 경직 : 아침에 일어나서 관절 및 관절 주위가 뻣뻣한 증상이 1시간 이상 지속되는 경우
② 세 부위 이상의 관절염이 있는 경우
③ 손관절의 관절염 : 손목관절, 중수지절관절 혹은 근위지관절 중에 1가지 이상의 관절염이 있는 경우
④ 대칭성 관절염 : 좌우측의 같은 관절에 관절염이 있는 경우
⑤ 류마티스 결절 : 팔꿈치 등의 관절 주위에 피하 결절이 있는 경우
⑥ 혈청 류마티스 인자가 양성인 경우
⑦ X-선 사진에서 류마티스 관절염에 합당한 변화가 있을 경우

* 진단기준 가운데 ①~④는 반드시 최소 6주일 이상 증상이 지속되어야 하고, ②~⑤는 반드시 의사가 관찰하여야 한다.
* 1987년 미국류마티스협회에서 개정된 진단 기준의 내용이다.

전신성 홍반성 루푸스 (낭창)

진단기준	정 의
① 뺨의 나비모양 발진	뺨 위로 편평하거나 볼록 돋은 홍반임
② 원반모양 발진	각화된 비늘의 부착과 모낭충전이 동반된 원형의 융기된 홍반성 반점으로 위축성 반흔이 생길 수 있음
③ 광과민성	자외선에 노출되면 발진이 일어남
④ 구강 궤양	의사에 의해 관찰된 구강 및 비인두의 궤양
⑤ 관절염	두 개 이상의 말초관절에 압통, 종창, 삼출액 등이 동반된 비미란성 관절염임
⑥ 장막염	심전도나 마찰음(rub), 삼출액에 의해 입증된 흉막염이나 심막염이 있을 때
⑦ 신질환	하루에 0.5g 이상이나 +++보다 초과된 단백뇨 혹은 세포성 원주
⑧ 신경학적 질환	다른 원인을 규명할 수 없는 간질 발작 혹은 정신병
⑨ 혈액학적 질환	유발할 수 있는 약제가 없는 경우의 용혈성 빈혈 혹은 백혈구 감소증($4000/mm^3$ 이하) 혹은 림프구 감소증($1500/mm^3$ 이하) 혹은 혈소판 감소증($100,000/mm^3$ 이하)
⑩ 면역학적 장애	항dsDNA항체, 항Sm항체와 혹은 항인지질항체
⑪ 항핵항체	항핵항체를 유발할 수 있는 약제가 없는 아무 시점에서 면역형광법 혹은 동등한 측정법으로 측정된 비정상적 항체역가

* 위의 11가지의 진단기준 중에서 연속적으로 또는 동시에 4가지 이상을 보이는 경우이다.
* 1997년 미국류마티스학회에서 개정된 진단기준이다.

강직성 척추염

① 염증성 요통이 있는 경우
② 요추부의 전후 좌우의 운동이 제한되는 경우
③ 연령과 성별에 비하여 흉곽의 팽창이 제한되는 경우
④ X-선 사진에서 명백한 천장관절염의 변화를 확인할 수 있는 경우

* ④ 와 나머지 3가지 중 1가지가 나타나면 명백한 강직성 척추염으로 진단한다.
* 위의 기준은 1984년에 수정된 뉴욕학술학회에서 발표된 진단기준이다.
* 염증성 요통은 다음과 같은 5가지의 특징을 가지고 있어야 한다.
  ① 40세 이전에 발병하여야 한다.
  ② 완만한 속도로 발병해야 한다.
  ③ 대개 3개월 이상의 병력이 있다.
  ④ 조조 경직이 나타난다.
  ⑤ 운동이나 활동을 하면 증상이 호전된다.

다발성 근염 · 피부 근염

① 몸쪽의 (근위부) 사지근육이 대칭적으로 약해지는 경우(연하곤란 혹은 호흡근육의 약화를 동반할 수 있음)
② 혈청 내 횡문근육의 효소가 증가하는 경우
③ 근전도 검사에서 염증성 근질환의 이상이 보이는 경우
④ 근육조직 검사에서 근섬유의 변성, 재생, 괴사, 간질성 섬유화와 간질성 단핵구 침윤 등의 소견이 보이는 경우

* 피부근염은 다발성 근염 환자에서 특징적인 피부증상을 보일 때이다.

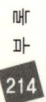

베체트병

진단기준	정 의
① 반복되는 구강 궤양	크고 작은 아프타성의 궤양 또는 헤르페스 모양의 궤양이 12개월 동안 최소한 3회 이상 반복되는 경우

여기에 다음 중의 2가지가 있을 때

② 반복되는 성기의 궤양	아프타성의 궤양이나 흉터가 있는 경우
③ 눈의 병변	세극등(slit lamp)으로 전방 포도막염, 후방 포도막염 또는 막염 또는 초자체에 세포들이 보이거나 안과의사가 확인한 망막의 혈관염이 있는 경우
④ 피부 병변	결절성 홍반이나 가여포염(pseudofolliculitis), 또는 구농진의 병변(papulopustular lesion): 코르티코스테로이드를 사용하지 않는 사춘기 이후의 환자에서 관찰되는 여드름모양 소결절
⑤ 이상 초과민 검사에서 양성 반응	24~48시간에 의사가 판독한다.

* 베체트병 국제연구그룹의 진단기준이다.

전신성 경화증 (경피증)

(1) 주요 분류기준
몸쪽의 (근위부) 경피증 : 손가락과 그 위쪽(중수지 또는 중족지절관절의 몸쪽)의 피부가 대칭적으로 두꺼워진다. 이 같은 변화는 팔다리와 얼굴, 목, 몸통에도 나타날 수 있다.

(2) 소수 분류기준
① 경지증 : 위의 증상들이 손가락이나 발가락에 국한된 경우
② 손가락의 함몰된 흉터나 손가락 말단부 조직이 손실된 경우 : 허혈로 인하여 손가락 끝이 푹 들어가거나 조직이 손실됨
③ 폐의 양측에 기저부위 섬유화 : 단순 흉부 X-선 사진에서 양측으로 특히 기저부위에 망상형의 선형 또는 선결절형 양상을 보임 - 얼룩이나 벌집모양으로 나타날 수 있다. 이와 같은 변화는 1차적인 폐질환의 결과가 아니어야 한다.

* 임상적으로 환자를 분류할 때는 1가지의 주요 분류기준을 갖거나 2가지 이상의 소수의 분류기준을 보일 때이다.

통풍 (급성 통풍성 관절염의 분류기준)

(1) 관절액에 특징적인 요산 결정이 있을 경우
(2) 결절에서 화학적 또는 편광현미경학적 방법으로 요산 결정이 증명될 경우
(3) 다음의 12가지 항목 중 6가지가 있을 때
    ① 한 번 이상의 급성 관절염이 발생할 경우
    ② 통풍이 발생한 후 하루 이내에 최대의 염증에 이를 경우
    ③ 한 관절에 관절염이 발생할 경우

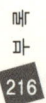

④ 관절이 빨갛게 보일 경우

⑤ 엄지발가락이 시작되는 부위(제1 중족지절관절)에 관절염이 있을 경우

⑥ 엄지발가락이 시작되는 부위의 관절염이 한쪽에만 있을 경우

⑦ 족관절의 한쪽에 관절염이 발생할 경우

⑧ 통풍결절이 의심될 경우

⑨ 고뇨산혈증이 있을 경우

⑩ X-선 사진에서 동일한 관절 속에서 비대칭성으로 붓는 경우

⑪ X-선 사진에서 미란이 없이 골피질하의 낭성 변화가 있는 경우

⑫ 관절액의 미생물 배양 검사가 음성일 경우

가림출판사 · 가림M&B · 가림Let's에서 나온 책들

문학

바늘구명
켄 폴리트 지음 / 홍영의 옮김 / 신국판 / 342쪽 / 5,300원

레베카의 열쇠
켄 폴리트 지음 / 손연숙 옮김 / 신국판 / 492쪽 / 6,800원

암병선
니시무라 쥬코 지음 / 홍영의 옮김 / 신국판 / 300쪽 / 4,800원

첫키스로 얘기 말해도 될까
김정미 외 7명 지음 / 신국판 / 228쪽 / 4,000원

사미인곡 上·中·下
김충호 지음 / 신국판 / 각 권 5,000원

이내의 끝자리
박수완 스님 지음 / 국판변형 / 132쪽 / 3,000원

너는 왜 나에게 다가서야 했는지
김충호 지음 / 국판변형 / 124쪽 / 3,000원

세계의 명언
편집부 엮음 / 신국판 / 322쪽 / 5,000원

여자가 알아야 할 101가지 지혜
제인 아서 엮음 / 지창국 옮김 / 4×6판 / 132쪽 / 5,000원

현명한 사람이 읽는 지혜로운 이야기
이정민 엮음 / 신국판 / 236쪽 / 6,500원

성공적인 표정이 당신을 바꾼다
마쓰오 도우루 지음 / 홍영의 옮김 / 신국판 / 240쪽 / 7,500원

태양의 법
오오카와 류우호오 지음 / 민병수 옮김 / 신국판 / 246쪽 / 8,500원

영원의 법
오오카와 류우호오 지음 / 민병수 옮김 / 신국판 / 240쪽 / 8,000원

석가의 본심
오오카와 류우호오 지음 / 민병수 옮김 / 신국판 / 246쪽 / 10,000원

옛 사람들의 재치와 웃음
강형중·김경익 편저 / 신국판 / 316쪽 / 8,000원

지혜의 쉼터
쇼펜하우어 지음 / 김충호 엮음 / 4×6판 양장본 / 160쪽 / 4,300원

헤세가 너에게
헤르만 헤세 지음 / 홍영의 엮음 / 4×6판 양장본 / 144쪽 / 4,500원

사랑보다 소중한 삶의 의미
크리슈나무르티 지음 / 최윤영 엮음 / 신국판 / 180쪽 / 4,000원

장자-어찌하여 알 속에 털이 있다 하는가
홍영의 엮음 / 4×6판 / 180쪽 / 4,000원

논어-배우고 때로 익히면 즐겁지 아니한가
신도희 엮음 / 4×6판 / 180쪽 / 4,000원

맹자-가까이 있는데 어찌 먼 데서 구하려 하는가
홍영의 엮음 / 4×6판 / 180쪽 / 4,000원

아름다운 세상을 만드는 사랑의 메시지 365
DuMont monte Verlag 엮음 / 정성호 옮김
4×6판 변형 양장본 / 240쪽 / 8,000원

황금의 법
오오카와 류우호오 지음 / 민병수 옮김 / 신국판 / 320쪽 / 12,000원

왜 여자는 바람을 피우는가?
기젤라 룬테 지음 / 김현성·진정미 옮김 / 국판 / 200쪽 / 7,000원

세상에서 가장 아름다운 선물 김인자 지음
엄마가 두 딸에게 주는 인생의 지침서. 같은 여성으로서의 엄마, 친구로서의 엄마, 삶의 등대로서의 엄마가 딸들에게 바라는 점, 두 딸을 키우면서 세운 교육관 등이 솔직하게 담겨 있다. 또한 딸들과 주고받은 편지, 메모을 서로 교감하는 부모와 자녀의 사이를 말해주는 일종의 답안으로 제시되고 있다. 국판변형 / 292쪽 / 9,000원

수능에 꼭 나오는 한국 단편 33 윤종필 엮음
수능 시험에 대비하기 위해 중고등학교 시절에 반드시 읽어두어야 할 한국 문학의 대표적인 단편 33선을 엄선하여 수록. 이 책에 수록된 대표 단편들은 청소년기의 간접 경험을 위한 매체, 세대를 초월하는 교류 수단, 삶의 활력소가 되어 줄 것이다. 또한 수능 및 내신, 논술 대비에 많은 도움을 줄 것이다. 신국판 / 704쪽 / 11,000원

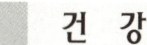
건강

식초건강요법
건강식품연구회 엮음 / 신재용(해성한의원 원장) 감수
가장 쉽게 구할 수 있고 경제적인 식품이면서 상상할 수 없을 정도로 뛰어난 약효를 지닌 식초의 모든 것을 담은 건강지침서!
신국판 / 224쪽 / 6,000원

아름다운 피부미용법 이순희(한독피부미용학원 원장) 지음
피부조직에 대한 기초 이론과 우리 몸의 생리를 알려줌으로써 아름다운 피부, 젊은 피부를 오래 유지할 수 있는 비결 제시! 신국판 / 296쪽 / 6,000원

버섯건강요법 김병각 외 6명 지음
종양 억제율 100%에 가까운 96.7%를 나타내는 기적의 약용버섯 등 신비의 버섯을 통하여 암을 치료하고 비만, 당뇨, 고혈압, 동맥경화 각종 성인병 예방을 위한 생활 건강 지침서! 신국판 / 286쪽 / 8,000원

성인병과 암을 정복하는 유기게르마늄
이상헌 편저 / 쿄오 샤오이 감수
최근 들어 각광을 받고 있는 새로운 치료제인 유기게르마늄을 통한 성인병, 각종 암의 치료에 대해 상세히 소개. 신국판 / 312쪽 / 9,000원

난치성 피부병 생약효소연구원 지음
현대의학으로도 치유불가능했던 난치성 피부병인 건선·아토피(태열)의 완치법이 수록된 건강 지침서. 신국판 / 232쪽 / 7,500원

新 방약합편 정도명 편역
자신의 병을 알고 증세에 맞춰 스스로 처방을 할 수 있고 조제할 수 있는 보약 506가지 수록. 신국판 / 416쪽 / 15,000원

자연치료의학 오홍근(신경정신과 의학박사·자연의학박사) 지음
대한민국 최초의 자연의학박사가 밝힌 신비의 자연치료의학으로 자연산물을 이용하여 부작용 없이 치료하는 건강 생활 비법 공개!!
신국판 / 472쪽 / 15,000원

약초의 활용과 가정한방 이인성 지음
주변의 흔한 식물과 약초를 활용하여 각종 질병을 간편하게 예방·치료할 수 있는 비법제시. 신국판 / 384쪽 / 8,500원

역전의학 이시하라 유미 지음 / 유태종 감수
일반상식으로 알고 있는 건강상식에 대해 전혀 새로운 관점에서 비판하고 아울러 새로운 방법들을 제시한 건강 혁명 서적!!
신국판 / 286쪽 / 8,500원

이순희식 순수피부미용법 이순희(한독피부미용학원 원장) 지음
자신의 피부에 맞는 관리법으로 스스로 피부관리를 할 수 있는 방법을 제시하고 책 속 부록으로 천연팩 재료 사전과 피부 타입별 팩 고르기.
신국판 / 304쪽 / 7,000원

21세기 당뇨병 예방과 치료법 이현철(연세대 의대 내과 교수) 지음
세계 최초 유전자 치료법을 개발한 저자가 당뇨병과 대항하여 가장 확실하게 이길 수 있을 당뇨병에 대한 올바른 이론과 발병시 대처 방법을 상세히 수록! 신국판 / 360쪽 / 9,500원

신재용의 민의학 동의보감 신재용(해성한의원 원장) 지음
주변의 흔한 먹거리를 이용해 신비의 명약이나 보약으로 활용할 수 있는 건강 지침서로서 저자가 TV나 라디오에서 다 밝히지 못한 한방 및 민간요법까지 상세히 수록!! 신국판 / 476쪽 / 10,000원

치매 알면 치매 이긴다 배오성(백상한방병원 원장) 지음
B.O.S.요법으로 뇌세포의 기능을 활성화시키고 엔돌핀의 분비효과를 극대화시켜 증상에 맞는 한약 처방을 병행하여 치매를 치유하는 획기적인 치유법 제시. 신국판 / 312쪽 / 10,000원

21세기 건강혁명 밥상 위의 보약 생식 최경순 지음
항암식품으로, 다이어트식으로, 젊고 탄력적인 피부를 유지할 수 있게 해주는 자연식으로의 생식을 소개하여 현대인들의 건강 길라잡이가 되도록 하였다. 신국판 / 348쪽 / 9,800원

기치유와 기공수련 윤한홍(기치유 연구회 회장) 지음
누구나 노력만 하면 개발할 수 있고 활용할 수 있는 기 수련 방법과 기치유 개발 방법 소개. 신국판 / 340쪽 / 12,000원

만병의 근원 스트레스 원인과 퇴치 김지혁(김지혁한의원 원장) 지음
만병의 근원인 스트레스를 속속들이 파헤치고 예방법까지 속시원하게 제시!! 신국판 / 324쪽 / 9,500원

김종성 박사의 뇌졸중 119 김종성 지음
우리나라 사망원인 1위. 뇌졸중 분야의 최고 권위자인 저자가 일상생활에서의 환자관리에서 이르기까지 뇌졸중의 예방, 치료법 등 모든 것 수록. 신국판 / 356쪽 / 12,000원

탈모 예방과 모발 클리닉 장정훈 · 전재홍 지음
미용적인 측면과 우리가 일상적으로 고민하고 궁금해 하는 털에 관한 내용들을 다양하고 재미있게 예를 들어가면서 흥미롭게 풀어낸 것이 이 책의 특징. 신국판 / 252쪽 / 8,000원

구태규의 100% 성공 다이어트 구태규 지음
하이틴 영화배우의 다이어트 체험서. 저자만의 다이어트법을 제시하면서 바람직한 다이어트에 대해서도 알려준다. 건강하게 날씬해지고 싶은 사람들을 위한 필독서! 4×6배판 변형 / 240쪽 / 9,900원

암 예방과 치료법 이춘기 지음
암환자와 가족들을 위해서 암의 치료법에서부터 합병증의 예방 및 암이 생기기 전에 할 수 있는 방법에 이르기까지 상세히 해설해 놓은 책.
신국판 / 296쪽 / 11,000원

알기 쉬운 위장병 예방과 치료법 민영일 지음
소화기관인 위와 관련 기관들의 여러 질환을 발병 원인, 증상, 치료법을 중심으로 알기 쉽게 해설해 놓은 건강서. 신국판 / 328쪽 / 9,900원

이온 체내혁명 노보루 야마노이 지음 / 김병관 옮김
새로운 건강관리 이론으로 주목을 받고 있는 음이온을 통해 건강을 돌볼 수 있는 방법 제시. 신국판 / 272쪽 / 9,500원

여행과 사혈요법 정지천 지음
침과 부항요법 등을 사용하여 모든 질병을 다스릴 수 방법과 우리 주변에서 흔하게 접할 수 있는 각 질병의 상황별 처치를 혈자리 그림과 함께 해설. 신국판 / 308쪽 / 12,000원

약손 경락마사지로 건강미인 만들기 고정환 지음
경락과 민족 고유의 정신 약손을 결합시킨 약손 성형경락 마사지로 수술하지 않고도 자신이 원하는 부위를 고치는 방법을 제시하는 건강 미용서.
4×6배판 변형 / 284쪽 / 15,000원

정유정의 LOVE DIET 정유정 지음
널리 알려진 온갖 다이어트 방법으로 살을 빼려고 노력했던 저자의 고통스러웠던 다이어트 체험담이 실려 있어 지금 살 때문에 고민하는 사람들이 가슴에 와 닿는 나만의 다이어트 계획을 나름대로 세울 수 있을 것이다.
4×6배판 변형 / 196쪽, 10,500원

머리에서 발끝까지 예뻐지는 부분다이어트 신상만 · 김선민 지음
한약을 먹거나 침을 맞아 살을 빼는 방법, 아로마요법을 이용한 다이어트법, 운동을 이용한 부분비만 해소법 등이 실려 있으므로 나에게 맞는 방법을 선택해 날씬하고 예쁜 몸매를 만들 수 있을 것이다.
4×6배판 변형 / 196쪽 / 11,000원

알기 쉬운 심장병 119 박승정 지음
심장병에 관해 심장질환이 생기는 원인, 증상, 치료법을 중심으로 내용을 상세하게 해설해 놓은 건강서. 신국판 / 248쪽 / 9,000원

알기 쉬운 고혈압 119 이정균 지음
생활 속의 고혈압에 관해 일반인들이 관심을 가지고 예방할 수 있도록 고혈압의 원인, 증상, 합병증 등을 상세하게 해설해 놓은 건강서.
신국판 / 304쪽 / 10,000원

여성을 위한 부인과질환의 예방과 치료 차선희 지음
남들에게는 말할 수 없는 증상들로 고민하고 있는 여성들을 위해 부인암, 골다공증, 빈혈 등 부인과질환을 원인 및 치료법을 중심으로 설명한 여성건강 정보서. 신국판 / 304쪽 / 10,000원

알기 쉬운 아토피 119 이승규 · 임승엽 · 김문호 · 안유일 지음
감기처럼 흔하지만 암만큼 무서운 아토피 피부염의 원인에서부터 증상, 치료법, 임상사례, 민간요법을 적용한 환자들의 경험담 등 수록.
신국판 / 232쪽 / 9,500원

120세에 도전한다 이권행 지음
아프지 않고 건강하게 오래 살기를 바라는 현대인들에게 우리 체질에 맞는 식생활습관, 심신 활동, 생활습관, 체질별 · 나이별 양생법을 소개. 장수하고픈 독자들의 궁금증을 풀어줄 것이다. 신국판 / 308쪽 / 11,000원

건강과 아름다움을 만드는 요가 정판식 지음
책을 보고서 집에서 혼자서도 할 수 있는 요가법 수록. 각종 질병에 따른 요가 수정체조법도 담았으며, 별책 부록으로 한눈에 보는 요가 차트 수록.
4×6배판 변형 / 224쪽 / 14,000원

우리 아이 건강하고 아름다운 롱다리 만들기 김성훈 지음
키 작은 우리 아이를 롱다리로 만드는 비법공개. 식사습관과 생활습관만의 변화로도 키를 크게 할 수 있으므로 키 작은 자녀를 둔 부모의 고민을 해결해 준다. 대국전판 / 236쪽 / 10,500원

알기 쉬운 허리디스크 예방과 치료 이종서 지음
전문가들의 의견, 허리병의 치료에서 가장 중요한 운동치료, 허리디스크와 요통에 관해 언론에서 잘못 소개한 기사나 과장 보도한 것, 대상이 광범위함으로써 생기기는 사이비 의술 및 상업적인 의술을 시행하는 상업적인 병원 등을 소개함으로써 허리병을 앓고 있는 사람에게 정확하고 올바른 지식을 전달하고자 하는 길라잡이서. 대국전판 / 336쪽 / 12,000원

소아과 전문의에게 듣는 알기 쉬운 소아과 119
신영규 · 이강우 · 최성항 지음
새엄마, 아빠를 위해서 올바른 육아법을 제시하고 각종 질병에 대한 치료법 및 예방법, 응급처치법을 소개. 4×6배판 변형 / 280쪽 / 14,000원

피가 맑아야 건강하게 오래 살 수 있다 김영찬 지음
현대인이 앓고 있는 고혈압, 당뇨병, 심장병 등은 피가 끈적거리고 혈관이 너덜거려서 생기는 질병이다. 이러한 성인병을 치료하려면 식이요법, 생활습관 개선 등을 통해 피를 맑게 해야 한다. 이 책에서는 피를 맑게 하기 위해 필요한 처방, 생활습관 개선법을 한의학적 관점에서 상세하게 설명하고 있다. 신국판 / 256쪽 / 10,000원

웰빙형 피부 미인을 만드는 나만의 셀프 피부건강 양해원 지음
모든 사람들이 관심 있어 하는 피부 관리를 집에서 할 수 있게 해주는 실용서. 집에서 간단하게 만들 수 있는 화장수, 팩 등을 소개하여 손안의 미용서 역할을 하고 있다. 대국전판 / 144쪽 / 10,000원

내 몸을 살리는 생활 속의 웰빙 항암 식품 이승남 지음
암=사형 선고라는 고정 관념을 깨뜨는 전제 아래 우리 밥상에서 흔히 볼 수 있는 먹거리로 암을 예방하며 치료하는 방법 소개. 암환자와 그 가족들에게 희망을 안겨 줄 것이다. 대국전판 / 248쪽 / 9,800원

마음한글, 느낌한글 박완식 지음
훈민정음의 창제원리를 이용한 한글명상, 한글요가, 한글체조로 지금까지의 요가나 명상과는 차원이 다른 더욱 더 효과적인 수련으로 이제 당신 앞에 새로운 세계가 펼쳐진다. 4×6판 / 300쪽 / 15,000원

웰빙 동의보감식 발마사지 10분 최미희 지음, 신재용 감수
발이 편하지 않으면 몸에도 병이 생긴다. 우리 몸 중에서 가장 천대받으면서도 가장 많은 일을 하는 발을 새롭게 인식하는 추세에 맞추어 발을 가꾸어 건강을 지키는 방법 제시. 각 질병별 발마사지 방법, 부위를 구체적으로 설명하고 있다. 텔레비전을 보면서 하는 15분의 발마사지가 피로를 풀어주고 건강을 지켜줄 것이다. 4×6배판 변형 / 204쪽 / 13,000원

아름다운 몸, 건강한 몸을 위한 목욕 건강 30분 임하성 지음
우리가 흔히 대수롭지 않게 여기고 하는 습관 중에 하나가 목욕일 것이다. 그러나 이제 목욕도 건강과 관련시켜 올바른 방법으로 해야 한다. 웰빙 시대, 웰빙 라이프에 맞는 올바른 목욕법을 피부 관리 및 우리들의 생활 패턴에 맞추어 제시해 본다. 대국전판 / 176쪽 / 9,500원

내가 만드는 한방생주스 60 김영섭 지음
일반적인 과일·야채 주스에 21가지 한약재로 기본 음료를 만들어 맛과 영양을 고루 갖춘 최초의 웰빙 한방 건강음료 만드는 법 60가지 수록!! 각 음료마다 만드는 법과 효능을 실어 우리 가족 건강을 지키는 건강지침서의 역할을 한다. 국판 / 112쪽 / 7,000원

몸을 살리는 건강식품 백은희·조창호·최양진 지음
스트레스에 시달리는 현대인들에게 자연 영양소를 공급해 주는 건강기능식품에 관한 상세한 정보를 담고 있다. 나에게 필요한 영양소는 어떤 것이 있으며, 어떻게 섭취했을 때 가장 큰 효과를 얻을 수 있는지 등을 조목조목 설명해 놓은 것이 눈에 띈다. 신국판 / 384쪽 / 11,000원

건강도 키우고 성적도 올리는 자녀 건강 김진돈 지음
자녀를 둔 부모라면 가장 먼저 생각하는 것이 자녀의 건강일 것이다. 특히 수험생을 둔 부모라면 그 관심은 말로 단정지을 수 없다. 수험생 자신이나 부모가 알아야 할 평소 건강 관리법, 제일 이겨내기 힘든 계절인 여름철 건강 관리법, 조심해야 할 질병들에 대해 예방법, 치료법을 상세하게 소개하고 있다. 신국판 / 304쪽 / 11,000원

알기 쉬운 간질환 119 이관식 지음
간염이 있는 사람이 술잔을 돌릴 경우 간염이 전염될까? 우리는 간이 소중한 존재임을 알면서도 혹사시키는 일이 많다. 간염 전염 및 간경화, 간암 등에 대한 잘못된 지식으로 잡아먹는 간과 관련된 병을 예방하는 법, 병에 걸렸을 때 치료하고 관리하는 법을 상세히 수록하여 간을 건강하게 지킬 수 있도록 해준다. 신국판 / 264쪽 / 11,000원

밥으로 병을 고친다 허봉수 지음
우리가 하루 세 끼 식사에서 대하는 밥상이 우리의 건강을 지켜주는 최고의 건강지킴이다. 이 간단 명료한 진리를 알면서도 우리는 다른 방법으로 건강을 지키려고 한다. 건강을 지키는 일이 어렵고 특별한 일이 아니라 보통의 밥상에서 지킬 수 있는 일임을 강조하고 거기에 맞는 실제 사례를 제시하여 비슷한 사례에서 응용할 수 있게 내용을 구성하고 있다. 대국전판 / 352쪽 / 13,500원

알기 쉬운 신장병 119 김형규 지음
신장병은 특별한 증상이 없어 조기진단이 힘들다고 한다. 그러나 진단과 치료의 혜택으로 완치를 할 수 있는 병이라고도 한다. 일상생활 속에서 신장병을 파악할 수 있는 자가진단법, 신장병을 검사하고 치료하는 방법, 또한 신장병과 관련 있는 질병들을 일반인들이 이해하는 수준에서 설명하고 있다. 또한 신장병과 관련 있는 생활 속의 정보를 부록으로 수록하여 내용의 깊이를 더해 주고 있다. 신국판 / 240쪽 / 10,000원

마음의 감기 치료법 우울증 119 이민수 지음
우울증에는 예외의 대상이 없다. 현대인이라면 누구나 우울증에 걸릴 수 있다는 전제 아래 일반인들이 쉽게 이해할 수 있는 우울증을 담고 있다. 남에게, 가족에게 쉽게 알리지 못하는 몹쓸 병이 아니라 바르고 정확하게 알아야 건강한 삶을 누릴 수 있는 병임을 알리면서 우울증을 치료하는 법, 환자 본인과 가족 및 주위에서 가져야 할 자세 등을 알려준다. 대국전판 / 232쪽 / 9,800원

관절염 119 송영욱 지음
"비가 오려나? 왜 이리 무릎이 쑤시나." 이렇게 표현되는 관절염에는 일반인들이 잘 알지 못하는 다른 종류의 관절염도 있다. 이러한 관절염을 일반인들의 입장에서 쉽게 이해하고 예방하고 치료할 수 있는 방법을 소개하고 있다. 생활 속에서의 습관을 고치고 운동을 통해서 허리나 다리가 아픈 통증에서 벗어날 수 있다. 대국전판 / 224쪽 / 9,800원

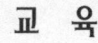

교 육

우리 교육의 창조적 백색혁명
원상기 지음 / 신국판 / 206쪽 / 6,000원

현대생활과 체육
조창남 외 5명 공저 / 신국판 / 340쪽 / 10,000원

퍼펙트 MBA
IAE유학네트 지음 / 신국판 / 400쪽 / 12,000원

유학길라잡이 I - 미국편
IAE유학네트 지음 / 4×6배판 / 372쪽 / 13,900원

유학길라잡이 II - 4개국편
IAE유학네트 지음 / 4×6배판 / 348쪽 / 13,900원

조기유학길라잡이.com
IAE유학네트 지음 / 4×6배판 / 428쪽 / 15,000원

현대인의 건강생활
박상호 외 5명 공저 / 4×6배판 / 268쪽 / 15,000원

천재아이로 키우는 두뇌훈련
나카마츠 요시로 지음 / 민병수 옮김
머리가 좋은 아이로 키우기 위한 환경 만들기, 식사, 운동 등 연령별 두뇌 훈련법 소개. 국판 / 288쪽 / 9,500원

두뇌혁명 나카마츠 요시로 지음 / 민병수 옮김
『뇌내혁명』 하루야마 시게오의 추천작!! 어른들을 위한 두뇌 개발서로, 풍요로운 인생을 만들기 위한 '뇌'와 '몸' 자극법 제시.
4×6판 양장본 / 288쪽 / 12,000원

테마별 고사성어로 익히는 한자
김영익 지음 / 4×6배판 변형 / 248쪽 / 9,800원

生생 공부비법 이은승 지음
국내 최초 수학과의 수출의 주인공 이은승이 개발한 자기만의 맞춤식 공부학습법 소개. 공부도 하는 법을 알면 목표를 달성할 수 있다고 용기를 북돋우어 주는 실전 공부 비법서. 대국전판 / 272쪽 / 9,500원

자녀를 성공시키는 습관만들기 배은경 지음
성공하는 자녀를 꿈꾸는 부모들이 알아야 할 자녀 교육법 소개. 부모는 자녀 인생의 주연이 아님을 알아야 하며 부모의 좋은 습관, 건전한 생각이 자녀의 성공 인생을 가져온다는 내용을 담은 부모 및 자녀 모두를 위한 자기계발서. 대국전판 / 232쪽 / 9,500원

한자능력검정시험 1급 한자능력검정시험연구위원회 편저
한자능력검정시험의 최상급인 1급 대비서. 2~8급 배정한자(2355자)를 포함하는 1급 배정한자 3500자에 관한 유래, 활용 예, 사자성어, 예상문제 등을 완벽 수록하여 시험에 만전을 기할 수 있게 하였다. 또한 쓰기 배정한자 2005자에 대한 부록도 수록하여 읽기와 쓰기 한자 익힘이 완벽하게 이루어지도록 하였다. 4×6배판 / 568쪽 / 21,000원

한자능력검정시험 2급 한자능력검정시험연구위원회 편저
국어사전식 단어 배열, 한자를 쉽게 이해할 수 있도록 도와 주는 일러스트, 기출 문제의 완전 분석을 바탕으로 한 예상 문제 수록 등 한자능력검정시험 2급을 준비하는 사람들을 위한 완벽 대비서. 4×6배판 / 472쪽 / 18,000원

한자능력검정시험 3급(3급II) 한자능력검정시험연구위원회 편저
4급 한자를 포함한 3급·3급II 배정한자 1817자 각 한자에 대한 어원 및 실용 사례를 수록하였다. 각 한자의 배열은 가, 나, 다…의 국어사전식 배열을 채택하여 음만 알아도 한자를 쉽게 찾을 수 있게 하였다. 또한 한자의 이해를 돕는 일러스트, 3급·3급II 한자를 포함한 실생활에 응용할 수 있는

생활 한자 코너를 배정하여 학습의 깊이를 더해주고 있다. 끝으로 기출문제 분석에 맞춘 예상문제와 쓰기 배정 한자를 실어 3급·3급II 한자 학습을 완전히 익힐 수 있게 하였다.　4×6배판/440쪽/17,000원

한자능력검정시험 4급(4급II) 한자능력검정시험연구위원회 편저
국어사전식 단어 배열, 4급 한자 1000자 필순 수록, 생활에서 활용할 수 있는 활용 한자 요점정리, 생활 속에서 자주 쓰이는 약자, 한자의 이해를 돕기 위한 일러스트와 유래 설명, 4급 한자 1000자를 응용한 한자 심화 학습. 기출 문제를 완전 분석한 후 그에 따라 엄선한 예상문제 수록 등 4급 한자 익히기와 시험에 대비하는 모든 사람들을 위한 완벽 대비서.
4×6배판/352쪽/15,000원

한자능력검정시험 5급 한자능력검정시험연구위원회 편저
국어사전식 단어 배열, 5급 한자 500자 따라 쓰기, 생활에서 활용할 수 있는 활용 한자 요점정리, 생활 속에서 자주 쓰이는 약자, 한자의 이해를 돕기 위한 일러스트와 유래 설명, 기출 문제를 완전 분석한 후 그에 따라 엄선한 예상문제 수록 등 5급 한자 익히기와 시험에 대비하는 모든 사람들을 위한 완벽 대비서.　4×6배판/264쪽/11,000원

한자능력검정시험 6급 한자능력검정시험연구위원회 편저
국어사전식 단어 배열, 6급 한자 300자 따라 쓰기, 생활에서 활용할 수 있는 활용 한자 요점정리, 한자의 이해를 돕기 위한 일러스트와 유래 설명, 기출 문제를 완전 분석한 후 그에 따라 엄선한 예상문제 수록 등 6급 한자 익히기와 시험에 대비하는 모든 사람들을 위한 완벽 대비서.
4×6배판/168쪽/8,500원

한자능력검정시험 7급 한자능력검정시험연구위원회 편저
국어사전식 단어 배열, 각 한자 배우기에 도움이 되는 일러스트를 곁들이고 한자의 구성 원리를 설명해 놓아 한자 배우기가 재미있고 쉽다. 또한 따라쓰기를 통해 한자 익히기를 완전하게 끝낼 수 있도록 하였으며 활용 예문을 다양하게 예시해 놓았다.　4×6배판/152쪽/7,000원

한자능력검정시험 8급 한자능력검정시험연구위원회 편저
8급 한자 50자에 대해 각 한자 배우기에 도움이 되는 일러스트를 곁들이고 한자의 구성 원리를 설명해 놓아 한자 배우기가 재미있고 쉽다. 또한 따라쓰기를 통해 기본 한자 익히기를 완전하게 끝낼 수 있도록 하였으며 기본 50개의 한자를 활용한 예문을 다양하게 예시해 놓았다.
4×6배판/112쪽/6,000원

취미·실용

김진국과 같이 배우는 와인의 세계 김진국 지음
포도주 역사에서 분류, 원료 포도의 종류와 재배, 양조·숙성·저장, 시음법, 어울리는 요리와 와인의 유통과 소비, 와인 시장의 현황과 전망, 와인 판매 요령, 와인의 보관과 재고의 회전, '와인 양조 비밀의 모든 것'을 동영상으로 담은 CD까지, 와인의 모든 것이 담긴 종합학습서.
국배판 변형양장본(올 컬러판)/208쪽/30,000원

경제·경영

CEO가 될 수 있는 성공법칙 101가지
김승룡 편역/신국판/320쪽/9,500원

정보소프트 김승룡 지음/신국판/324쪽/6,000원

기획대사전 다카하시 겐코 지음/홍영의 옮김
기획에 관련된 모든 사항을 실례와 도표를 통하여 초보자에서 프로기획맨에 이르기까지 효율적으로 활용할 수 있도록 체계적으로 총망라하였다.
신국판/552쪽/19,500원

맨손창업·맞춤창업 BEST 74 양혜숙 지음
창업대행 현장 전문가가 추천하는 유망업종을 7가지 주제별로 나누어 수록한 맞춤창업서로 창업예비자들에게 창업의 길을 밝혀줄 발로 뛰면서 만든 실무 지침서!!　신국판/416쪽/12,000원

무자본, 무점포 창업! FAX 한 대면 성공한다
다카시로 고시 지음/홍영의 옮김/신국판/226쪽/7,500원

성공하는 기업의 인간경영 중소기업 노무 연구원 편저/홍영의 옮김
무한경쟁시대에서 각 기업들의 다양한 경영 실태 속에서 인사·노무 관리 개선에 있어서 기업의 효율을 높이고 발전을 이룰 수 있는 원칙을 제시.
신국판/368쪽/11,000원

21세기 IT가 세계를 지배한다 김광희 지음
21세기 화두로 떠오른 IT혁명의 경쟁력에 대해서 전문가의 논리적이고 철저한 해설과 더불어 매장 끝까지 실제 사례를 곁들여 설명.
신국판/380쪽/12,000원

경제기사로 부자아빠 만들기 김기태·신현태·박근수 공저
날마다 배달되는 경제기사를 꼼꼼히 챙겨보는 사람만이 현대생활에서 부자가 될 수 있다. 언론인의 현장감각과 학자의 전문성을 접목시킨 것이 이 책의 특징! 누구나 이 책을 읽고 경제원리를 체득, 경제예측을 할 수 있게 준비된 생활경제서적.　신국판/388쪽/12,000원

포스트PC의 주역 정보가전과 무선인터넷 김광희 지음
포스트 PC의 주역으로 급부상하고 있는 정보가전과 무선인터넷 그리고 이를 구현하기 위한 관련 테크놀러지를 체계적으로 소개.
신국판/356쪽/12,000원

성공하는 사람들의 마케팅 바이블 채수명 지음
최근의 이론을 보완하여 내놓은 마케팅 관련 실무서. 마케팅의 정보전략, 핵심요소, 컨설팅실무까지 저자의 노하우와 창의적인 이론이 결합된 마케팅서.　신국판/328쪽/12,000원

느린 비즈니스로 돌아가라
사카모토 게이이치 지음/정성호 옮김
미국식 스피드 경영에 익숙해진 현실의 오류를 간과하고 있는 사람들을 위한 어떻게 팔 것인가보다 무엇을 팔 것인가를 설명하는 마케팅 컨설턴트의 대안지침서!　신국판/276쪽/9,000원

적은 돈으로 큰돈 벌 수 있는 부동산 재테크 이원재 지음
700만 원으로 부동산 재테크에 뛰어들어 100배 불린 저자가 부동산 재테크를 계획하고 있는 사람들이 반드시 알아두어야 할 내용을 경험담을 담아 해설해 놓은 경제서.　신국판/340쪽/12,000원

바이오혁명 이주영 지음
21세기 국가간 경쟁부문으로 새로이 떠오르고 있는 바이오혁명에 관한 기초지식을 언론사에 몸담고 있는 현직 기자가 아주 쉽게 해설해 놓은 바이오 가이드서. 바이오 관련 용어 해설 수록. 신국판/328쪽/12,000원

성공하는 사람들의 자기혁신 경영기술 채수명 지음
자기 계발을 통한 신지식 자기경영마인드를 갖추어야 한다는 전제 아래 그 방법을 자세하게 알려주는 자기계발 지침서.　신국판/344쪽/12,000원

CFO 고텐 토요오·타카라 오키시 지음/민병수 옮김
일반인들에게 생소한 용어인 CFO, 즉 최고 재무책임자의 역할이 지금까지와는 완전히 달라져야 한다. 기업을 이끌어가는 새로운 키잡이로서의 CFO의 역할, 위상 등을 일본의 기업을 중심으로 하여 알아보고 바람직한 방향을 제시한다.　신국판/312쪽/12,000원

네트워크시대 네트워크마케팅 임동학 지음
학력, 사회적 지위 등에 관계 없이 자신이 노력한 만큼 돈을 벌 수 있는 네트워크마케팅에 관해 알려주는 안내서.　신국판/376쪽/12,000원

성공리더의 7가지 조건
다이앤 트레이시·윌리엄 모건 지음/지창영 옮김
개인과 팀, 조직관계의 개선을 위한 방향제시 및 실천을 위한 안내자 역할을 해주는 책. 현장에서 활용할 수 있는 실용서.　신국판/360쪽/13,000원

김종결의 성공창업 김종결 지음
누구나 창업을 할 수는 있지만 아무나 돈을 버는 것은 아니다는 전제 아래 중견 연기자로서, 음식점 사장님으로 성공한 탤런트 김종결의 성공비결을 통해 창업전략과 성공전략을 제시한다.　신국판/340쪽/12,000원

최적의 타이밍에 내 집 마련하는 기술 이원재 지음
부동산을 통한 재테크의 첫결음 '내 집 마련'의 결정판. 체계적이고 한눈에 쏙 들어 오는 '내 집 장만 과정'을 쉽게 풀어놓은 부동산재테크서.
신국판/248쪽/10,500원

컨설팅 세일즈 Consulting sales 임동학 지음
발로 뛰는 영업이 아니라 머리로 하는 영업이 절실히 요구되는 시대 상황에 맞추어 고객지향의 세일즈, 과제해결 세일즈, 구매자와 공급자 간에 서로 만족하는 세일즈법 제시. 대국전판 / 336쪽 / 13,000원

연봉 10억 만들기 김농주 지음
연봉으로 말해지는 임금을 재테크 하여 부자가 될 수 있는 방법 제시. 고액의 연봉을 받기 위해서 개인이 갖추어야 할 실무적 능력, 태도, 마음가짐, 재테크 수단 등을 각 주제에 따라 구체적으로 제시함으로써 부자를 꿈꾸는 사람들이 그 희망을 이룰 수 있게 해준다. 국판 / 216쪽 / 10,000원

주5일제 근무에 따른 한국형 주말창업 최효진 지음
우리나라 실정에 맞는 주말창업 아이템의 제시 및 창업에 필요한 정보를 얻을 수 있는 곳, 주의해야 할 점, 실전 인터넷 쇼핑몰 창업, 표준사업계획서 등을 수록하여 지금 당장이라도 내 사업을 할 수 있게 해주는 창업 길라잡이서. 신국판 변형 양장본 / 216쪽 / 10,000원

돈 되는 땅 돈 안되는 땅 김영주 지음
부동산 틈새시장에서 성공하는 투자 노하우를 신행정수도 예정지 및 고속철도 역세권 등 투자 유망지역을 중심으로 완벽하게 수록해 놓은 부동산 재테크서. 신국판 / 320쪽 / 13,000원

돈 버는 회사로 만들 수 있는 109가지
다카하시 도시노리 지음 / 민병수 옮김
회사경영에서 경영자가 꼭 알아야 할 기본 사항 수록. 내용이 항목별로 정리되어 있어 원하는 자료를 바로 찾아 볼 수 있는 것이 최대의 장점. 이 책을 통해서 불필요한 군살을 빼고 강한 근육질을 가진 돈 버는 회사를 만들어 보자. 신국판 / 344쪽 / 13,000원

프로는 디테일에 강하다 김미현 지음
탄탄하게 자리를 잡은 15군데 중소기업의 여성 CEO들이 회사를 운영하면서 겪은 어려움, 기쁨 등을 자서전 형식을 빌어 솔직 담백하게 얘기했다. 예비 창업자들을 위한 조언, 경영 철학, 성공 요인도 담고 있어 창업을 준비하는 사람들에게 도움이 될 것이다. 신국판 / 248쪽 / 9,000원

머니투데이 송복규 기자의 부동산으로 주머니돈 100배 만들기 송복규 지음
재테크 수단으로 각광 받고 있는 부동산을 이용한 재산 증식 방법 수록. 부동산 재료별 특성에 따른 맞춤 투자전략을 알아두면 편리한 부동산 상식도 알려준다. 현직 전문 기자의 예리한 분석과 최신 정보가 담겨 있는 부동산재테크 가이드서. 신국판 / 328쪽 / 13,000원

성공하는 슈퍼마켓&편의점 창업 나명환 지음
슈퍼마켓이나 편의점을 창업하려고 하는 사람들을 위한 창업 가이드서. 어느 위치에 얼마만한 크기로, 어떤 상품을 갖추고 어떤 마인드로 창업하고 영업해야 대형할인점과의 경쟁에서 살아남을 수 있는지 등을 저자의 실제 경험과 통계, 전문가들의 의견을 바탕으로 상세하게 소개한다.
4×6배판 변형 / 500쪽 / 28,000원

대한민국 성공 재테크 부동산 펀드와 리츠로 승부하라 김영준 지음
새로운 재테크 수단으로 세간의 관심을 모으고 있는 부동산 펀드와 리츠에 관한 투자 안내서. 리스크 없이 투자에 성공하기 위해서 알아두어야 할 주의사항, 펀드 및 리츠 관련 상품 설명, 실제로 투자되고 있는 물건을 수록하여 책을 통해서 실전 투자감각을 익힐 수 있게 하였다.
신국판 / 256쪽 / 12,000원

마일리지 200% 활용하기 박성희 지음
우리 주변에는 마일리지와 관련 있는 다양한 카드가 있다. 신용카드로부터 시작하여 이동통신사의 멤버십 카드, 캐시백 카드, 각 업소의 스탬프 카드 등 다양한 종류의 카드가 각기 특성을 가지고 우리 생활 속에서 이용되고 있다. 잘 알고 잘 활용하면 개인의 주머니 경제, 가계의 살림에 보탬이 되는 각종 마일리지에 관한 최신 정보를 한 권에 모아 놓았다. 이 책의 내용을 잘 활용하면 새는 돈을 알뜰살뜰 모으는 길이 보일 것이다.
국판 변형 / 200쪽 / 8,000원

주 식

개미군단 대박맞이 주식투자 홍성걸(한양증권 투자분석팀 팀장) 지음
초보에서 인터넷을 활용한 주식투자까지 필자의 현장에서의 경험을 바탕으로 한 주식 성공전략의 모든 정보 수록.
신국판 / 310쪽 / 9,500원

알고 하자! 돈 되는 주식투자 이길영 외 2명 공저
일본과 미국의 주식시장을 철저한 분석과 데이터화를 통해 한국 주식시장의 투자의 흐름을 파악함으로써 한국 주식시장에서의 확실한 성공전략 제시!! 신국판 / 388쪽 / 12,500원

항상 당하기만 하는 개미들의 매도·매수타이밍 999% 적중 노하우
강경무 지음
승부사를 꿈꾸며 와신상담하는 모든 이들에게 희망의 등불이 될 것을 확신하는 Jusicman이 주식시장에서 돈벌고 성공할 수 있는 비결 전격공개!!
신국판 / 336쪽 / 12,000원

부자 만들기 주식성공클리닉 이창희 지음
저자의 경험담을 섞어서 주식이란 무엇인가를 풀어서 써놓은 주식입문서. 초보자와 자신을 성찰해볼 기회를 가지려는 기존의 투자자를 위해 태어났다. 신국판 / 372쪽 / 11,500원

선물·옵션 이론과 실전매매 이창희 지음
선물과 옵션시장에서 일반인들이 실패하는 원인을 분석하고, 반드시 지켜야 할 투자원칙에 따라 유형별로 실전 매매 테크닉을 터득함으로써 투자를 성공적으로 할 수 있게 한 지침서!! 신국판 / 372쪽 / 12,000원

너무나 쉬워 재미있는 주가차트 홍성무 지음
주식시장에서는 차트 분석을 통해 주가를 예측하는 투자자만이 주식투자에서 성공하므로 차트에서 급소를 신속, 정확하게 뽑아내 매매타이밍을 잡는 방법을 알려주는 주식투자 지침서.
4×6배판 / 216쪽 / 15,000원

역 학

역리종합 만세력 정도명 편저 / 신국판 / 532쪽 / 10,500원

작명대전 정보국 지음 / 신국판 / 460쪽 / 12,000원

하락이수 해설 이천교 편저 / 신국판 / 620쪽 / 27,000원

현대인의 창조적 관상과 수상
백운산 지음 / 신국판 / 344쪽 / 9,000원

대운용신영부적 정재원 지음 / 신국판 양장본 / 750쪽 / 39,000원

사주비결활용법 이세진 지음 / 신국판 / 392쪽 / 12,000원

컴퓨터세대를 위한 新 성명학대전
박용찬 지음 / 신국판 / 388쪽 / 11,000원

길흉화복 꿈풀이 비법 백운산 지음 / 신국판 / 410쪽 / 12,000원

새천년 작명컨설팅 정재원 지음 / 신국판 / 492쪽 / 13,900원

백운산의 신세대 궁합 백운산 지음 / 신국판 / 304쪽 / 9,500원

동자삼 작명학 남시모 지음 / 신국판 / 496쪽 / 15,000원

구성학의 기초 문길여 지음 / 신국판 / 412쪽 / 12,000원

법률 일반

여성을 위한 성범죄 법률상식 조명원(변호사) 지음
성희롱에서 성폭력범죄까지 여성이었기 때문에 특히 말 못하고 당해야만 했던 이 땅의 여성들을 위한 성범죄 법률상식서. 사례별 법적 대응방법 제시. 신국판 / 248쪽 / 8,000원

아파트 난방비 75% 절감방법 고영근 지음
예비역 공군소장이 잘못 부과된 아파트 난방비를 최고 75%까지 줄일 수 있는 방법을 구체적인 법적 근거를 토대로 작성한 아파트 난방비 절감방법 제시. 신국판 / 238쪽 / 8,000원

일반인이 꼭 알아야 할 절세전략 173선 최성호(공인회계사) 지음
세법을 제대로 알면 돈이 보인다. 현직 공인중계사가 알려주는 합법적으로 세금을 덜 내고 돈을 버는 절세전략의 모든 것!
신국판 / 392쪽 / 12,000원

변호사와 함께하는 부동산 경매 최환주(변호사) 지음
새 상가건물임대차보호법에 따른 권리분석과 채무자나 세입자의 권리방어 기법을 제시하였다. 또한 새 민사집행법에 따른 각 사례별 해설도 수록. 신국판 / 404쪽 / 13,000원

혼자서 쉽고 빠르게 할 수 있는 소액재판 김재용·김종철 공저
나홀로 소액재판을 할 수 있도록 소장작성에서 판결까지의 실제 재판과정을 상세하게 수록하여 이 책 한 권이면 모든 것을 완벽하게 해결할 수 있다. 신국판 / 312쪽 / 9,500원

"술 한 잔 사겠다"는 말에서 찾아보는 채권·채무 변환철(변호사) 지음
일반인들이 꼭 알아야 할 채권·채무에 관한 법률 사항을 빠짐없이 수록.
신국판 / 408쪽 / 13,000원

알기쉬운 부동산 세무 길라잡이 이건우(세무서 재산계장) 지음
부동산에 관련된 모든 세금을 알기 쉽게 단계별로 해설. 합리적이고 탈세가 아닌 적법한 절세법 제시. 신국판 / 400쪽 / 13,000원

알기쉬운 어음, 수표 길라잡이 변환철(변호사) 지음
어음, 수표의 발행에서부터 도난 또는 분실한 경우의 공시최고와 제권판결에 이르기까지 어음, 수표 관련 법률사항을 쉽고도 상세하게 압축해 놓은 생활법률서. 신국판 / 328쪽 / 11,000원

제조물책임법 강동근(변호사)·윤종성(검사) 공저
제품의 설계, 제조, 표시상의 결함으로 소비자가 피해를 입었을 때 제조업자가 배상책임을 져야 하는 제조물책임 시대를 맞아 제조업자가 갖춰야 할 법률적 지식을 조목조목 설명해 놓은 법률서. 신국판 / 368쪽 / 13,000원

알기 쉬운 주5일근무에 따른 임금·연봉제 실무 문강분(공인노무사) 지음
최근의 행정해석과 판례를 중심으로 임금관련 문제를 정리하고 기업에서 관심이 많은 연봉제 및 성과배분제, 비정규직문제, 여성근로자문제 등의 이슈들과 주40시간제 법개정, 퇴직연금제 도입 등 최근의 법·시행령 개정사항을 모두 수록한 임금·연봉제실무 지침서.
4×6배판 변형 / 544쪽 / 35,000원

변호사 없이 당당히 이길 수 있는 형사소송 김대환 지음
우리 생활과 함께 숨쉬는 형사법 서식을 구체적인 사례와 함께 소개. 내 손으로 간결하고 명확한 고소장·항소장·상고장 등 형사소송서식을 작성할 수 있다. 형사소송 관련 서식 CD 수록. 신국판 / 304쪽 / 13,000원

변호사 없이 당당히 이길 수 있는 민사소송 김대환 지음
민사, 호적과 가사를 포함한 생활과 밀접한 관련이 있는 생활법률 전반을 보통 사람들이 가장 궁금해하는 내용을 위주로 하여 사례를 들어가며 아주 쉽게 풀어놓은 민사 실무서. 신국판 / 412쪽 / 14,500원

혼자서 해결할 수 있는 교통사고 Q&A 조명현(변호사) 지음
현실에서 본인이 아무리 원하지 않더라도 운명처럼 누구에게나 닥칠 수 있는 교통사고 문제를 사례, 각급 법원의 주요 판례와 함께 정리하여 일반인들도 쉽게 이해할 수 있도록 내용 구성. 신국판 / 336쪽 / 12,000원

생활법률

부동산 생활법률의 기본지식
대한법률연구회 지음 / 김원중(변호사) 감수
신국판 / 480쪽 / 12,000원

고소장·내용증명 생활법률의 기본지식
하태웅(변호사) 지음 / 신국판 / 440쪽 / 12,000원

노동 관련 생활법률의 기본지식
남동희(공인노무사) 지음 / 신국판 / 528쪽 / 14,000원

외국인 근로자 생활법률의 기본지식
남동희(공인노무사) 지음 / 신국판 / 400쪽 / 12,000원

계약작성 생활법률의 기본지식
이상도(변호사) 지음 / 신국판 / 560쪽 / 14,500원

지적재산 생활법률의 기본지식
이상도(변호사)·조의제(변리사) 공저 / 신국판 / 496쪽 / 14,000원

부당노동행위와 부당해고 생활법률의 기본지식
박영수(공인노무사) 지음 / 신국판 / 432쪽 / 14,000원

주택·상가임대차 생활법률의 기본지식
김운용(변호사) 지음 / 신국판 / 480쪽 / 14,000원

하도급거래 생활법률의 기본지식
김진흥(변호사) 지음 / 신국판 / 440쪽 / 14,000원

이혼소송과 재산분할 생활법률의 기본지식
박동섭(변호사) 지음 / 신국판 / 460쪽 / 14,000원

부동산등기 생활법률의 기본지식
정상태(법무사) 지음 / 신국판 / 456쪽 / 14,000원

기업경영 생활법률의 기본지식
안동섭(단국대 교수) 지음 / 신국판 / 466쪽 / 14,000원

교통사고 생활법률의 기본지식
박정무(변호사)·전병찬 공저 / 신국판 / 480쪽 / 14,000원

소송서식 생활법률의 기본지식
김대환 지음 / 신국판 / 480쪽 / 14,000원

호적·가사소송 생활법률의 기본지식
정주수(법무사) 지음 / 신국판 / 516쪽 / 14,000원

상속과 세금 생활법률의 기본지식
박동섭(변호사) 지음 / 신국판 / 480쪽 / 14,000원

담보·보증 생활법률의 기본지식
류창호(법학박사) 지음 / 신국판 / 436쪽 / 14,000원

소비자보호 생활법률의 기본지식
김성천(법학박사) 지음 / 신국판 / 504쪽 / 15,000원

판결·공정증서 생활법률의 기본지식
정상태(법무사) 지음 / 신국판 / 312쪽 / 13,000원

처세

성공적인 삶을 추구하는 여성들에게 우먼파워
조안 커너·모이라 레이너 공저 / 지창영 옮김
사회의 여성을 향한 냉대와 편견의 벽을 깨뜨리고 성공적인 삶을 이루려는 여성들이 갖추어야 할 자세 및 삶의 이정표 제시!! 신국판 / 352쪽 / 8,800원

聽 이익이 되는 말 話 손해가 되는 말
우메시마 미요 지음 / 정성호 옮김
직장이나 집안에서 언제나 주고받는 일상의 화제를 모아 실음으로써 대화의 참의미를 깨닫고 비즈니스를 성공적으로 이끌기 위한 대화술을 키우는 방법 제시!! 신국판 / 304쪽 / 9,000원

성공하는 사람들의 화술테크닉 민영욱 지음
개인간의 사적인 대화에서부터 대중을 위한 공적인 강연에 이르기까지 어떻게 말하고 어떻게 스피치를 할 것인가에 관한 지침서.
신국판 / 320쪽 / 9,500원

부자들의 생활습관 가난한 사람들의 생활습관
다케우치 야스오 지음 / 홍영의 옮김
경제학의 발상을 기본으로 하여 사람들이 살아가면서 생활에서 생각해 볼 수 있는 이익을 보는 생활습관과 손해를 보는 생활습관을 수록, 독자 자신에게 맞는 생활습관의 기본 전략을 설계할 수 있도록 제시.
신국판 / 320쪽 / 9,800원

코끼리 귀를 당긴 원숭이-히딩크식 창의력을 배우자
강충인 지음
코끼리와 원숭이의 우화를 히딩크의 창조적 경영기법과 리더십에 대비하

여 자기혁신, 기업혁신을 꾀하는 창의력 개발법을 제시.
신국판 / 208쪽 / 8,500원

성공하려면 유머와 위트로 무장하라 민영욱 지음
21세기에 들어 새로운 추세를 형성하고 있는 말 잘하기. 이러한 추세에 맞추어 현재 스피치 강사로 활약하고 있는 저자가 말을 잘하는 방법과 유머와 위트를 만들고 즐기는 방법을 제시하고 있다. 신국판 / 292쪽 / 9,500원

등소평의 오뚝이전략 조창남 편저
중국 역사상 정치·경제·학문 등의 분야에서 최고 위치에 오른 리더들의 인재활용, 상황 극복법 등 처세 전략·전술을 통해 이 시대의 성공으로 자리매김하는 해법 제시.
신국판 / 304쪽 / 9,500원

노무현 화술과 화법을 통한 이미지 변화 이현정 지음
현재 불교방송에서 활동하고 있는 이현정 아나운서의 화술 길라잡이. 노무현 대통령의 독특한 화술과 화법을 통해 리더로서, 성공인으로서 갖추어야 할 화술 화법을 배우는 화술 실용서. 신국판 / 320쪽 / 10,000원

성공하는 사람들의 토론의 법칙 민영욱 지음
다양한 사람들의 다양한 욕구를 하나로 응집시키는 수단으로 등장하고 있는 토론에 관해 간단하고 쉽게 제시하는 토론 길라잡이서.
신국판 / 280쪽 / 9,500원

사람은 칭찬을 먹고산다 민영욱 지음
현대에 성공하는 사람으로 남기 위해서는 남을 칭찬할 줄도 알아야 한다. 성공하는 사람이 되기 위해서 알아야 할 칭찬 스피치의 기법, 특징 등을 실생활에 적용해 설명해놓은 성공처세 지침서. 신국판 / 268쪽 / 9,500원

사과의 기술 김농주 지음
미안하다는 말에 인색한 한국인들에게 "I' sorry."가 성공을 위한 처세 기법으로 다가온다. 직장, 가정 등 다양한 환경에서 사과 한마디의 의미, 기능을 알아보고 효율성을 가진 사과가 되기 위해 갖추어야 할 조건을 제시한다.
신국판 변형 양장본 / 200쪽 / 10,000원

취업 경쟁력을 높여라 김농주 지음
각 기업별 특성 및 취업 정보 분석과 예비 취업자의 능력 개발, 자신의 적성에 맞는 직종과 직장 잡는 법을 상세하게 수록.
신국판 / 280쪽 / 12,000원

명상으로 얻는 깨달음 달라이 라마 지음 / 지창영 옮김
티베트의 정신적 지도자이자 실질적 지도자인 달라이 라마의 수많은 가르침 가운데 현대인에게 필요해지고 있는 안내에 대한 이야기.
국판 / 320쪽 / 9,000원

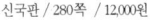

2진법 영어 이상도 지음
2진법 영어의 비결을 통해서 기존 영어학습 방법의 단점을 말끔히 해소시켜 주는 최초로 공개되는 고효율 영어학습 방법. 적은 시간을 투자하여 영어의 모든 것을 획기적으로 향상시킬 수 있는 비법을 제시한다.
4×6배판 변형 / 328쪽 / 13,000원

한 방으로 끝내는 영어 고제윤 지음
일상생활에서의 이야기를 바탕으로 하는 영어강의로 영어문법은 재미없고 지루하기만 하다고 생각하는 이 땅의 모든 사람들의 상식을 깨면서 학습 효과를 높이기 위한 공부방법을 제시하는 새로운 영어학습서.
신국판 / 316쪽 / 9,800원

한 방으로 끝내는 영단어 김승엽 지음 / 김수경·카렌다 감수
일상생활에서 우리가 무심코 던지는 영어 한마디가 당신의 영어수준을 드러낸다는 사실을 깨닫게 하기 위한 예문을 통해 참영어를 배우겠다는 사람, 무역업이나 관광 안내업에 종사하는 사람, 영어권 나라로 이민을 가려는 사람들에게 많은 도움을 줄 것이다.
4×6배판 변형 / 236쪽 / 9,800원

해도해도 안 되던 영어회화 하루에 30분씩 90일이면 끝낸다
Carrot Korea 편집부 지음
온라인과 오프라인을 넘나들면서 영어학습자들의 각광을 받고 있는 린다의 현지 생활 영어 수록. 교과서에서 배울 수 없었던 생생한 실생활 영어를 90일 학습으로 모두 끝낼 수 있다. 4×6배판 변형 / 260쪽 / 11,000원

바로 활용할 수 있는 기초생활영어 김수경 지음
다양한 상황에 대처할 수 있도록 인사와 감정 표현, 전화나 교통, 장소 및 기타 여러 사항에 관한 기초생활영어를 총망라.
신국판 / 240쪽 / 10,000원

바로 활용할 수 있는 비즈니스영어 김수경 지음
해외 출장시, 외국의 바이어 접견시 기본적으로 사용할 수 있는 상황별 센텐스를 수록하여 해외 출장 준비 및 외국 바이어 접견을 완벽하게 끝낼 수 있게 했다. 신국판 / 252쪽 / 10,000원

생존영어55 홍일록 지음
살아 있는 영어를 익힐 수 있는 기회 제공. 반드시 알아야 할 핵심 센텐스를 저자가 미국 현지에서 겪었던 황당한 사건들과 함께 수록, 재미도 느낄 수 있다. 신국판 / 224쪽 / 8,500원

필수 여행영어회화 한현숙 지음
해외로 여행을 갔을 때 원어민에게 바로 통할 수 있는 발음 수록. 자신 있고 당당한 자기 표현으로 즐거운 여행을 할 수 있도록 손안의 가이드 역할을 해줄 것이다. 4×6판 변형 / 328쪽 / 7,000원

필수 여행일어회화 윤영자 지음
가깝고도 먼 나라라고 흔히 말해지는 일본을 제대로 알기 위해 노력하는 사람들에게 손안의 가이드 역할을 하는 실전 일어회화집. 일어 초보자들을 위한 한글 발음 표기 및 필수 단어 수록. 4×6판 변형 / 264쪽 / 6,500원

필수 여행중국어회화 이은진 지음
중국에서의 생활이나 여행에 꼭 필요한 상황별 회화, 반드시 알아야 할 1500여 개의 단어에 한자병음과 우리말 표기를 원음에 가깝게 달아 놓았으므로 든든한 도우미가 되어 줄 것이다.
4×6판 변형 / 256쪽 / 7,000원

영어로 배우는 중국어 김승엽 지음
중국으로 여행을 가거나 출장을 가는 사람들이 알아두어야 할 기초 생활 회화와 여행 회화를 영어, 중국어 동시에 익힐 수 있게 내용을 구성. 신국판 / 216쪽 / 9,000원

필수 여행스페인어회화 유연창 지음
은행, 병원, 교통 수단 이용하기 등 외국에서 직접적으로 맞닥뜨리게 되는 상황을 설정하여 바로바로 도움을 받을 수 있게 간단한 회화를 한글 발음 표기와 같이 수록하여 손안의 도우미 역할을 해줄 것이다.
4×6판 변형 / 288쪽 / 7,000원

바로 활용할 수 있는 홈스테이 영어 김형주 지음
일반 가정생활, 학교생활에서 꼭 알아야 할 상황별 회화·문법·단어를 수록, 유학생활 동안 원어민 가족과 살면서 영어를 좀더 쉽게 배울 수 있도록 알려주는 안내서.
신국판 / 184쪽 / 9,000원

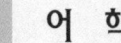

수열이의 브라질 축구 탐방 삼바 축구, 그들은 강하다 이수열 지음
축구에 대한 관심만으로 각 나라의 축구팀, 특히 브라질 축구팀에 애정을 가지고 브라질 축구팀의 전력 및 각 선수들의 장단점을 나름대로 분석하고 연구하여 자신의 의견을 피력하고 있는 축구 길라잡이서.
신국판 / 280쪽 / 8,500원

마라톤, 그 아름다운 도전을 향하여
빌 로저스·프리실라 웰치·조 헨더슨 공저
오인환 감수 / 지창영 옮김
마라톤에 입문하고자 하는 초보 주자들을 위한 마라톤 가이드서. 올바르게 달리는 법, 음식 조절법, 달리기 전 준비운동, 주자에게 맞는 프로그램 짜기, 부상 예방법을 상세하게 설명하고 있다. 4×6판 변형 / 320쪽 / 15,000원

퍼팅 메커닉 이근택 지음
감각에 의존하는 기존 방식의 퍼팅은 이제 그만!!
저자 특유의 과학적 이론을 신체근육 운동학에 접목시켜 몸의 무리를 최소한으로 덜고 최대한의 정확성과 거리감을 갖게 하는 새로운 퍼팅 메커닉 북. 4×6배판 변형 / 192쪽 / 18,000원

아마골프 가이드 정영호 지음
골프를 처음 시작하는 모든 아마추어 골퍼를 위해 보다 쉽고 빠르게 이해할 수 있도록 내용이 구성된 아마골프 레슨 프로그램서.
4×6배판 변형 / 216쪽 / 12,000원

인라인스케이팅 100%즐기기 임미숙 지음
레저 문화에 새로운 강자로 자리매김하고 있는 인라인 스케이팅을 안전하고 재미있게 즐길 수 있도록 알려주는 인라인 스케이팅 지침서. 각단계별 동작을 한눈에 알아볼 수 있도록 세부 동작별 일러스트 수록.
4×6배판 변형 / 172쪽 / 11,000원

배스낚시 테크닉 이종건 지음
현재 한국배스쿨에서 강사로 활약하고 있는 아마추어 배스 낚시꾼이 중급 수준의 배스 낚시꾼들이 자신의 실력을 한 단계 업그레이드 시킬 수 있도록 루어의 활용, 응용법 등을 상세하게 해설. 4×6배판 / 440쪽 / 20,000원

나도 디지털 전문가 될 수 있다!!! 이승훈 지음
깜찍한 디자인과 간편하게 휴대할 수 있다는 장점 때문에 새로운 생활필수품으로 자리를 잡아가고 있는 디카·디캠을 짧은 시간 안에 쉽게 배울 수 있도록 해놓은 초보자를 위한 디카·디캠길라잡이서.
4×6배판 / 320쪽 / 19,200원

스키 100% 즐기기 김동환 지음
스키 인구의 확산 추세에 따라 스키의 기초 이론 및 기본 동작부터 상급의 기술까지 단계별 동작을 전문가의 동작사진을 곁들여 내용 구성.
4×6배판 변형 / 184쪽 / 12,000원

태권도 총론 하웅的 지음
우리의 국기 태권도에 관한 실용 이론서. 지도자가 알아야 할 사항, 태권도장 운영이론, 응급처치법 및 태권도 경기규칙 등 필수 내용만 수록.
4×6배판 / 288쪽 / 15,000원

건강하고 아름다운 동양란 기르기 난마을 지음
동양란 재배의 첫걸음부터 전시회 출품까지 동양란의 모든 것 수록. 동양란의 구조·특징·종류·감상법, 꽃대 관리·꽃 피우기·발색 요령 등 건강하고 아름다운 동양란 만들기로 구성. 4×6배판 변형 / 184쪽 / 12,000원

수영 100% 즐기기 김종만 지음
물 적응하기부터 수영용품, 수영과 건강, 응용수영 및 고급 수영기술에 이르기까지 주옥 같은 수중촬영 연속사진으로 자세히 설명해 주는 수영기법 Q&A. 4×6배판 변형 / 248쪽 / 13,000원

애완견114 황양원 엮음
애완견 길들이기, 애완견의 먹거리, 멋진 애완견 만들기, 애완견의 질병 예방과 건강, 애완견의 임신과 출산, 애완견에 대한 기타 관리 등 애완견을 기를 때 반드시 알아야 할 내용 수록.
4×6배판 변형 / 228쪽 / 13,000원

건강을 위한 웰빙 걷기 이강옥 지음
건강 운동으로서 많은 사람들의 관심을 모으고 있는 걷기운동을 상세하게 설명. 걷기시 필요한 장비, 올바른 걷기 자세를 설명하고 고혈압·당뇨병·비만증·골다공증 등 성인병과 관련하여 걷기운동을 했을 때 얻을 수 있는 효과를 수록하여 성인병을 예방하고 치료할 수 있도록 하였다.
대국전판 / 280쪽 / 10,000원

우리 땅 우리 문화가 살아 숨쉬는 옛터 이형권 지음
우리나라에서 가장 가보고 싶은 역사의 현장 19곳을 선정, 그 터에 어린 조상의 숨결과 역사적 증언을 만날 수 있는 시간 제공. 맛있는 집, 찾아가는 길, 꼭 가봐야 할 유적지 등 핵심 내용 선별 수록.
대국전판 올컬러 / 208쪽 / 9,500원

아름다운 산사 이형권 지음
우리나라의 대표적인 산사를 찾아 계절 따라 산사가 주는 이미지, 산사가 안고 있는 역사적 의미를 되새겨 본다. 동시에 산사를 찾음으로써 생활에 찌든 현대인들이 삶의 활력을 되찾는 시간을 갖게 한다.

대국전판 올컬러 / 208쪽 / 9,500원

골프 100타 깨기 김준모 지음
읽고 따라 하기만 해도 100타를 깰 수 있는 골프의 전략·전술의 비법 공개. 뛰어난 골프 실력을 올바른 그립과 어드레스에서 비롯됨을 강조한 초보자를 위한 실전 골프 지침서. 4×6배판 변형 / 136쪽 / 10,000원

쉽고 즐겁게! 신나게! 배우는 재즈댄스 최재선 지음
몸치인 사람도 쉽게 따라 하고 배우는 재즈댄스 안내서. 이 책에 실려 있는 기본 동작을 익혀 재즈댄스를 하면 생활 속의 긴장과 스트레스를 털어버리고 활력을 되찾을 수 있으며, 다이어트 효과도 얻을 수 있다.
4×6배판 변형 / 200쪽 / 12,000원

맛과 멋이 있는 낭만의 카페 박성찬 지음
가족끼리, 연인끼리 추억을 만들고 행복한 시간을 보낼 수 있는 서울 근교의 카페를 엄선하여 소개. 카페에 대한 인상 및 기본 정보, 인근 볼거리 등도 함께 수록하여 손안의 인터넷 정보서가 될 수 있게 했다.
대국전판 올컬러 / 168쪽 / 9,900원

한국의 숨어 있는 아름다운 풍경 이종원 지음
우리 나라의 숨어 있는 아름다운 풍경을 찾아 소개하는 여행서. 저자의 여행 감상과 먹거리, 볼거리, 사람 사는 이야기가 담겨 있어 안내서라기보다는 답사기라고 할 수 있다. 서정과 사진이 풍부하게 담겨 있는 그곳에 가고 싶다 시리즈 4번째 책. 대국전판 올컬러 / 208쪽 / 9,900원

사람이 있고 자연이 있는 아름다운 명산 박기성 지음
산을 좋아하는 사람들을 위한 산 안내서. 한번쯤 가보면 좋을 산을 엄선하여 그 산이 갖는 매력을 서정성 짙은 글로 풀어 놓았다. 가는 방법과 둘러보아야 할 곳도 덤으로 설명. 대국전판 올컬러 / 176쪽 / 12,000원

마음의 고향을 찾아가는 여행 포구 김인자 지음
일상 생활에서 벗어나고 싶다면 우리 국토의 진정한 아름다움을 느끼게 해주는 포구로 가보자. 그 곳에서 사람냄새, 자연이 어우러진 역동성에 삶의 의욕을 되찾을 수 있을 것이다. 시인이자 여행가인 김인자 님이 소개하는 가볼 만한 대표적인 포구 20곳 수록. 볼거리, 먹거리와 함께 서정성 넘치는 글로 포구의 낭만, 삶의 현장을 소개. 대국전판 올컬러 / 224쪽 / 14,000원

골프 90타 깨기 김광섭 지음
90타를 깨고 싱글로 진입할 수 있게 해주는 실전 골프 테크닉서. 스트레칭, 세트 업, 드라이버 스윙, 샷, 어프로치, 퍼팅, 벙커 샷 등의 스윙 원리를 요점을 짚어 정리해 놓았으므로 골퍼 자신의 잘못된 스윙을 바로잡는데 많은 도움이 될 것이다. 또한 연습장에서 스윙 연습을 하는 방법도 수록해 골프의 재미를 한층 더 배가시켜 즐길 수 있게 하였다.
4×6배판 변형 / 148쪽 / 11,000원

생명이 살아 숨쉬는 한국의 아름다운 강 민병준 지음
물놀이를 하는 아이들, 재첩을 잡는 사람들, 두물머리에 서 있는 연인들. 이 모습은 우리 나라의 강변에서 볼 수 있는 정겨운 장면이다. 우리 나라의 대표적인 강 15곳을 엄선하여 찾아가는 법, 먹거리, 잘 곳 등을 함께 수록. 또한 강과 연관 있는 인근의 볼거리를 수록하여 가족이나 연인 사이에는 추억을 만들고, 자녀와는 역사공부도 할 수 있게 내용을 아기자기하게 꾸민 강 여행서. 대국전판 올컬러 / 168쪽 / 12,000원

서울대학교병원 류마티스내과 송영욱 박사의 관절염 다스리기

관절염 119

2005년 8월 20일 제1판 1쇄 발행

지은이/송영욱
펴낸이/강선희
펴낸곳/가림출판사

등록/1992. 10. 6. 제4-191호
주소/서울시 광진구 구의동 57-71 부원빌딩 4층
대표전화/458-6451 팩스/458-6450
홈페이지 http://www.galim.co.kr
e-mail galim@galim.co.kr

값 9,800원

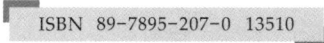
ⓒ 송영욱, 2005

무단 복제·전재를 절대 금합니다.

ISBN 89-7895-207-0 13510

가림출판사·가림M&B·가림Let's 의 홈페이지(http://www.galim.co.kr)에 들어오시면 가림출판사·가림M&B·가림Let's 의 신간도서 및 출간 예정 도서를 포함한 모든 책들을 만나실 수 있습니다.
온라인 서점을 통하여 직접 도서 구입도 하실 수 있으며 가림 홈페이지 내에서 전국 대형 서점들의 사이트에 링크하시어 종합 신간 안내 및 각종 도서 정보, 책과 관련된 문화 정보를 받아보실 수 있습니다.
또한 홈페이지 방문시 회원으로 가입하시면 신간 안내 자료를 보내드립니다.